高等院校医学实验教学系列教材

流行病学实习

主　编　王萍玉　贾改珍

副主编　吕　鹏　杨慧君

编　者　（以姓氏笔画为序）

王　凯（滨州医学院）

王萍玉（滨州医学院）

丛　静（滨州医学院）

吕　鹏（滨州医学院）

任蒙蒙（滨州医学院）

杨慧君（滨州医学院）

苗珈铭（滨州医学院）

贾改珍（滨州医学院）

崔晓娜（滨州医学院）

韩文婷（滨州医学院）

科学出版社

北京

内 容 简 介

本书编写坚持理论与实验结合，经典与现代结合，教学与科研结合，通过对相关流行病学理论要点介绍，引导学生参与案例讨论或实践操作，注重对学生流行病学思维、流行病学实践能力的培养。全书共设十六个实习内容，包括疾病的分布、描述性研究、队列研究、病例对照研究、实验流行病学研究、筛检与诊断试验、病因及其发现和推断、公共卫生监测、传染病流行病学、慢性病流行病学、突发公共卫生事件调查、分子流行病学、循证医学与系统综述、医学文献评阅及小组讨论学习报告撰写、科研设计及软件在流行病学中的应用，且实习后面配有 A_1 型题、B_1 型题、A_2 型题、A_3 型题、X 型题及思考题。

本书适合预防、临床、护理、口腔、麻醉、影像、全科、中医、统计、公共管理等专业本科生学习流行病学时选择使用。此外，期望本书对医学科研和教学人员也具有一定的参考价值。

图书在版编目（CIP）数据

流行病学实习/王萍玉，贾改珍主编.—北京：科学出版社，2022.1
高等院校医学实验教学系列教材
ISBN 978-7-03-070786-4

Ⅰ. ①流… Ⅱ. ①王… ②贾… Ⅲ. ①流行病学 - 实习 - 高等学校 - 教材 Ⅳ. ①R18

中国版本图书馆 CIP 数据核字（2021）第 246617 号

责任编辑：胡治国　郭雨熙/责任校对：宁辉彩
责任印制：李　彤/封面设计：陈　敬

科学出版社 出版
北京东黄城根北街 16 号
邮政编码：100717
http://www.sciencep.com

北京凌奇印刷有限责任公司 印刷
科学出版社发行　各地新华书店经销
*
2022 年 1 月第 一 版　开本：787×1092　1/16
2024 年 1 月第三次印刷　印张：8
字数：190 000
定价：39.80 元
（如有印装质量问题，我社负责调换）

前　　言

　　流行病学是一门实践性很强的应用学科。为将理论与实践相结合，提高教学质量，我校流行病学教研室相关教师与时俱进，结合流行病学的经典案例和新案例，积极编写适合医学院校本科生教学使用的《流行病学实习》。

　　本书编写注重培养学生独立思考、知识创新能力和实际工作能力，书中用思维导图的形式展示相关章节的知识要点，以典型的流行病学研究实例设问，并有循证医学与系统综述、医学文献评阅及小组讨论学习报告撰写、科研设计、软件在流行病学中的应用等实习内容，让学生加深流行病学方法的实际应用。另外考虑到执业医师考试和研究生考试的需要，实习后面配有 A_1 型题、B_1 型题、A_2 型题、A_3 型题、X 型题及思考题，扫二维码配有参考答案，帮助同学们复习，让同学们由浅入深、由表及里地掌握流行病学的思维方式，学会应用流行病学的方法去解决实际问题，并培养科研能力。

　　本书共设十六个实习内容，内容丰富，适合预防、临床、护理、口腔、麻醉、影像、全科、中医、统计、公共管理等专业本科生使用。各个学校不同专业可根据各自的实际情况，选择本书的部分内容。

　　本书在编写过程中得到了滨州医学院教务处，公共卫生与管理学院相关领导、同事及公共卫生专业研究生们的大力支持，在此深表感谢。

　　由于编者水平有限，书中难免存在不足之处，诚恳地希望使用本书的师生给予指正，以便再版时提高编写质量，在此表示诚挚的感谢！

王萍玉

2021 年 8 月

目　　录

目 录

实习1 疾病的分布

【实习目的】

知识目标：记忆疾病频率测量指标的概念、用途及计算；散发、暴发、流行、大流行的概念；移民流行病学的概念及移民流行病学的结果判断；了解DALY、PYLL的概念及用途等前沿拓展知识。

能力目标：能根据实际研究目的，结合最新的地理信息系统知识，合理运用疾病频率测量指标全面系统地描述疾病的三间分布特点，具备开展人群健康和疾病调查的能力。

素质目标：帮助学生应用疾病在地区、时间和人群中的综合描述，树立流行病学的群体观点。

【本实习概要】

疾病的分布是指疾病在不同人群、不同时间、不同地区的存在状态及其发生、发展规律。本章主要内容为流行病学研究中疾病频率测量常用的指标与疾病人群、时间、地区分布的描述。只有掌握了疾病分布特点，才能探索疾病的流行规律及其影响因素，为形成病因假设及探索病因提供线索，为临床医学和卫生服务需求提供重要信息，为制订和评价防治疾病及促进健康的策略和措施提供科学依据。本章学习要求见图1-1。

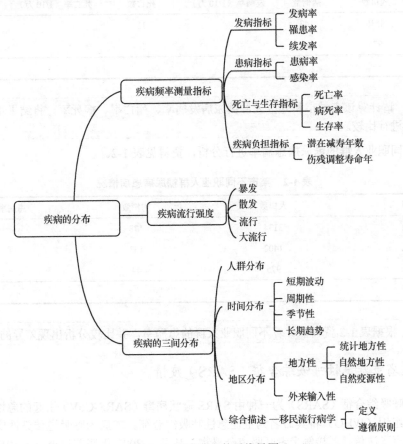

图 1-1　疾病分布的思维导图

【案例分析】

课题一：某市糖尿病流行病学特征分析

2013 年流行病学调查表明，中国成年人的糖尿病（diabetes mellitus，DM）患病率为 11.6%，糖尿病前期（impaired glucose regulation，IGR）人群达 50.1%，其中未被诊断的糖尿病人群高达 69.8%。糖尿病及其并发症对患者的健康和生命造成严重威胁。

2018 年在某市某镇新诊断 440 名糖尿病患者，该镇年初人口数为 9750 人，年末人口数为 10 250 人，在年初该镇有 1060 名糖尿病患者，在这一年中有 90 人死于糖尿病。

问题 1.1　2018 年该镇糖尿病的发病率是多少？
问题 1.2　2018 年该镇糖尿病的死亡率是多少？
问题 1.3　2018 年该镇糖尿病的病死率是多少？
问题 1.4　2018 年 1 月 1 日该镇糖尿病的患病率是多少？
问题 1.5　2018 年该镇糖尿病的期间患病率是多少？
问题 1.6　发病率、患病率有何不同？两者有何关系？两者有何不同用途？

对该市 2018 年 1 月 1 日至 2018 年 12 月 31 日调查城市及郊区人口糖尿病中发病和死亡情况，共调查 5511 人，其中城市为 4536 人，郊区为 975 人，资料见表 1-1。

表 1-1　某市抽样调查 2018 年糖尿病情况

分组	人口数	病例数	发病率（1/10 万）	死亡数	死亡率（1/10 万）	病死率（%）
城市	4536	143		11		
郊区	975	46		3		
合计						

问题 1.7　请计算该市城市和郊区人群糖尿病发病率、死亡率、病死率，将结果填入表 1-1 中相应栏内，并进行比较。

对该市不同职业人群的糖尿病患病率进行分析，资料见表 1-2。

表 1-2　某市不同职业人群糖尿病患病情况

分组	人口数	病例数	患病率（%）
职员	3134	178	
工人	1402	133	
农民	975	44	
合计			

问题 1.8　根据表 1-2 资料，计算不同职业人群的患病率，并比较分析出现差异的可能原因。

课题二：某省重症急性呼吸综合征（SARS）疫情

重症急性呼吸综合征（SARS）为一种由 SARS 冠状病毒（SARS-CoV）引起的急性呼吸道传染病，世界卫生组织（WHO）将其命名为重症急性呼吸综合征。本病为呼吸道传染性疾病，主要传播方式为近距离飞沫传播或接触患者呼吸道分泌物。某省至 2002 年底首次报告 SARS 病例后，截至 2003 年 5 月 30 日，该省共报告 1451 例病例，其中，死亡病例 45 例，各年龄组发病及死亡情况见表 1-3。

问题 2.1 请计算截至 2003 年 5 月 30 日某省重症急性呼吸综合征(SARS)的各年龄组的病死率及总病死率，将结果填入表 1-3 中相应栏内，并进行比较。

表 1-3 某省重症急性呼吸综合征（SARS）各年龄组病例数及死亡情况

年龄组（岁）	发病数（%）	死亡数（%）	病死率（%）
0~9	41（2.8）	—	
10~19	54（3.7）	1（2.2）	
20~29	361（24.9）	3（6.7）	
30~39	460（31.7）	8（17.8）	
40~49	257（17.7）	11（24.4）	
50~59	108（7.4）	7（15.6）	
60~69	85（5.9）	9（20.0）	
70~79	39（2.7）	6（13.3）	
不详	46（3.2）	0（0.0）	
合计	1451	45	

问题 2.2 比较各年龄组病死率并说明其意义。

课题三：某省重症急性呼吸综合征（SARS）的流行病学特征分析

1. 疫情发现及确认 2003 年 1 月 2 日，某省某市人民医院报告收治 2 例不明原因肺炎，随后该院内科 8 名医务人员先后发病。经回顾性调查，2002 年 11 月 16 日在该省的另一个城市发生全省首例传染性非典型肺炎（重症急性呼吸综合征，SARS）病例。2003 年 1 月至 4 月 20 日，该省先后有 13 个市报告发生 SARS 病例。了解传染性非典型肺炎（SARS）传播的流行病学特征，对于制订和实施有效的控制策略至关重要。为此，对截至 2003 年 4 月 20 日在全省范围内监测报告系统发现的所有 SARS 病例进行了流行病学特征描述和分析。

2. 流行病学特征分析

（1）时间分布：2002 年 11 月 16 日发生首例病例，12 月下旬，发病处于低水平，有 5 个市发病，共 22 例。2003 年 1 月开始上升，至 2 月上旬达到高峰，有 7 个市发病，共 576 例，之后大幅下降，2 月下旬起呈平稳的下降趋势。

问题 3.1 疾病的时间分布有哪些特点？出现时间分布差异的可能原因有哪些？

问题 3.2 根据上述材料分析，2003 年 4 月 20 日前该省急性呼吸综合征（SARS）发病率呈现何种趋势？

问题 3.3 根据材料分析该省急性呼吸综合征（SARS）的流行曲线形状特点，进一步描述 SARS 的暴露模式。

（2）地区分布：截至 2003 年 4 月 20 日（疫情尚在继续），全省 21 个地级市中有 13 个市发生病例，共报告 1317 例，死亡 48 例，发病率 1.72/10 万，病死率 3.64%。主要集中在其中 6 个市，共占全省病例数的 96.66%，其中某市病例占总数的 86.69%。

问题 3.4 根据材料分析该省急性呼吸综合征（SARS）的地区分布特点，并进一步分析可能的原因。

问题3.5 该省急性呼吸综合征（SARS）存在地区分布差异，探讨其可能原因及预防策略？

（3）人群分布：发病年龄最小2月龄，最大92岁，以青壮年较多，20～49岁发病占总病例数的65.68%；男女性别比为1：1.16。48例死亡病例中，男女比例（25：23）无显著差别。60岁以上发病占45.84%，病死率为12.8%（22/172），明显高于60岁以下年龄组的病死率2.4%（26/1099）。

发病较多的为医务人员（329例，占24.98%），其次为退休人员（142例，占10.78%）、干部职员（123例，占9.34%）、工人（108例，占8.20%）、家务待业及学生（各96例，均占7.29%）、商业服务人员（51例，占3.87%）、农民（27例，占2.05%）、教师及儿童（各18例，均占1.37%），其他93例，占7.06%，不详216例，占16.40%。

1317例病例中属社区病例988例，占75.0%，医院病例329例，占25.0%。社区病例中属家庭聚集性病例有205例，占20.7%，医院病例中属聚集性病例有205例，占20.7%，医院病例中属聚集性病例（有明确病人接触史）283例，占86.0%。1317例病例中属家庭和医院聚集性有488例，占37.1%。

问题3.6 根据材料，分析急性呼吸综合征（SARS）的人群分布特点。

问题3.7 影响急性呼吸综合征（SARS）发生的可能因素有哪些？可采取哪些预防措施控制疫情？

【本章习题】

一、A₁型题（每道考题下面有A、B、C、D、E五个备选答案，请从中选择一个最佳答案）

1. 一定时期内，一定人群中某病新病例出现的频率是
   A. attack rate　　B. mortality rate
   C. incidence rate　　D. prevalence rate
   E. infection rate

2. 研究一种传染病在一个家庭或集体宿舍内的传染力的大小时，使用的指标是
   A. 发病率　　B. 感染率
   C. 患病率　　D. 续发率
   E. 罹患率

3. 研究疾病的地区分布的划分方法中，较完善地收集到人口学的资料是
   A. 按行政区域划分地区
   B. 按城乡划分地区
   C. 按风俗习惯划分地区
   D. 按自然环境特征划分地区
   E. 按经济条件划分地区

4. 在研究疾病的地区分布时，能反映当地居民共同或独特的文化传统、风俗习惯和遗传背景的作用的地区划分方法是
   A. 按行政区域划分
   B. 按风俗习惯划分
   C. 按城乡划分
   D. 按经济条件划分
   E. 按自然环境特征划分

5. 下列哪项关于患病率的论述是正确的
   A. 患病率一般用于描述病程较长的慢性病存在或流行的频率，说明此类疾病流行的公共卫生学意义对于急性病和病程短的疾病价值不大
   B. 患病率计算时分子是一定时期内的新、旧病例数
   C. 在对不同地区进行患病率的比较时，应考虑年龄、性别等的构成，进行率的标准化
   D. 在发病率、病程均稳定的情况下，患病率等于发病率乘以病程
   E. 以上都正确

6. 满足患病率=发病率×病程的条件是
   A. 在相当长的时间内，发病率相当稳定
   B. 在相当长的时间内，病程相当稳定
   C. 在相当长的时间内，患病率相当稳定
   D. 在相当长的时间内，当地人口相当稳定
   E. 在相当长的时间内，发病率和病程都相当稳定

7. 出生队列分析可正确地反映
   A. 行为生活方式对疾病的影响
   B. 环境对疾病的影响
   C. 致病因子与年龄的关系
   D. 遗传因素对疾病的影响
   E. 心理因素对疾病的影响

8. 出生队列分析是

   A. 将同一社区的人视为一个队列

   B. 将同一年龄组的人视为一个队列

   C. 将具有共同暴露因素的人视为一个队列

   D. 将同一时期出生的人视为一个队列

   E. 将同一种族的人视为一个队列

9. 某病患病率是指

   A. 某病新发病例数/同期暴露人口数

   B. 某病曾患病的总人数/同期平均人口数

   C. 某病新旧病例数/同期平均人口数

   D. 所有疾病患病人数/年平均人口数

   E. 某病患病人数/年平均人口数

10. 下列哪项不属于疾病时间分布形式

   A. 暴发   B. 流行

   C. 周期性   D. 季节性

   E. 长期变异

二、B₁ 型题（以下提供若干组考题，每组考题共用在考题前列出的 A、B、C、D、E 五个备选答案，请从中选择一个最佳答案）

（1～3 题共用备选答案）

   A. 暴发   B. 散发

   C. 流行   D. 大流行

   E. 世界大流行

1. 一个 500 万人口的城市，过去每年发生伤寒患者 50 例左右，某年发生了 500 例，此种情况称

2. 几个省在短时间里发生了大量的甲型肝炎病例，此种情况称

3. 一个单位突然在一天内发生食物中毒病例数百名，此种情况称

（4～5 题共用备选答案）

   A. 发病率   B. 患病率

   C. 婴儿死亡率   D. 治愈率

   E. 生存率

4. 表示受治疗患者中治愈频率的是

5. 描述接受某种治疗后能生存过某时点的可能性的是

三、A₂ 型题（每一道考题是以一个小案例出现的，其下面都有 A、B、C、D、E 五个备选答案，请从中选择一个最佳答案）

1. 一种新疗法可延长急性粒细胞白血病患者的存活期，但不能将之治愈。此时将出现什么现象

   A. 该病发病率将上升

   B. 该病发病率将下降

   C. 该病患病率将上升

   D. 该病患病率将下降

   E. 该病发病率和患病率将上升

2. 某医生整理资料中，发现其中有如年龄、身高、体重、胸围等指标，上述指标应是

   A. 定量指标   B. 定性指标

   C. 等级指标   D. 分类指标

   E. 半定量指标

3. 某单位发生食物中毒，作流行病学分析时常用的资料统计方法是

   A. 按小时统计资料   B. 按日统计资料

   C. 按旬统计资料   D. 按月统计资料

   E. 按任何时间单位统计均可

4. 已知男性钩虫感染率高于女性。现比较甲乙两乡居民总的钩虫感染率，但甲乡人口数女性多于男性。而乙乡男性多于女性，适当的比较方法是

   A. 分别进行比较

   B. 不具有可比性

   C. 对性别进行标准化后再比较

   D. 作两个样本率的 χ^2 检验

   E. 甲、乙两乡的钩虫感染可直接比较

5. 2000 年我国开展了一次全国结核病流行病学调查。该调查将全国各地区划分为东、中、西和京津沪地区，并按有无结核病控制专项项目分为项目地区和非项目地区，在上述各地区中按 1∶3125 的比例，随机抽取 257 个调查点，每个点的人数约为 1500 人。调查发现，我国的活动性肺结核、涂阳（痰涂片阳性）肺结核和菌阳（痰培养阳性）肺结核患病率分别为 367/10 万、122/10 万和 160/10 万，且农村高于城市，中西部地区高于东部、京津沪地区，非项目地区高于项目地区。该研究可以反映我国结核病的

   A. 发病情况   B. 患病情况

   C. 新发和再感染情况 D. 感染谱

   E. 疾病负担情况

6. 在 1996 年年初已知有 800 例患者，年内因该病死亡 40 例，年终人口数 1000 万，如果该病的发生和因该病死亡的时间均匀地分布在全年中，则 1996 年期间，该病的死亡率（1/10 万）是

   A. 0.4   B. 8.0

   C. 10.0   D. 1.6

   E. 无法计算

7. 某地区有固定人口 100 万人，2004 年 1 月 1 日统计有冠心病患者 8000 人，截至 2004 年 12 月 31 日，共新增冠心病 2000 人，当年有

200 名患者死亡，其中 60 人死于其他疾病。该地区当年的冠心病患病率为

A. 8000/100 万   B. 10 000/100 万

C. 8000/99 万   D. 10 000/99 万

E. 无法计算

8. 某医院统计了 1995～2000 年住院治疗的食管癌新增病例的基本情况，结果如下：1995 年、1996 年、1997 年、1998 年、1999 年、2000 年住院人数为 45、50、65、76、82、85，占总住院人数比例分别为 8%、7%、6%、5%、4.5%、4%，以下结论和理由均正确的是

A. 住院人数统计结果表明人群食管癌发病风险逐年升高

B. 根据食管癌所占病例的比例来看，人群食管癌发病风险逐年下降

C. 不能确定人群食管癌发病风险的时间趋势，因为没有进行住院比例的统计学检验

D. 不能确定人群食管癌发病风险的时间趋势，因为上述指标没有反映人群发病率

E. 以上都不正确

9. 有人曾对日本的胃癌进行过流行病学调查研究，发现胃癌在日本高发，在美国低发。在美国出生的第二代日本移民的胃癌发病率高于美国人，但明显低于日本本土人，这说明对胃癌发生有较大关系的因素是

A. 遗传因素

B. 卫生文化水平不同

C. 环境因素

D. 暴露机会不同

E. 以上都不是

10. 为了解简阳地区流感嗜血杆菌感染现状及耐药性变迁特点，为临床合理用药提供参考依据。方法回顾性分析 2015 年 1～12 月该院分离的流感嗜血杆菌的检出情况、分布情况及耐药性变迁特点。结果：流感嗜血杆菌以春、冬两季为该地区感染高发期；该流行特点属于

A. 季节性分布   B. 短期波动

C. 周期性   D. 长期趋势

E. 暴发

四、A₃ 型题（以下提供若干个案例，每个案例下设若干道考题。请根据答案所提供的信息，在每一道考题下面的 A、B、C、D、E 五个备选答案中选择一个最佳答案）

（1～2 题共用题干）

从调查得知，"反应停"药物的季度销售量与先天畸形的发生呈平行关系，两条曲线的间隔等于 1 个妊娠期。

1. 据此认为

A. 两条曲线的平行关系，是偶然的巧合

B. 两条曲线之间的关系，是因果关系

C. 先天畸形是"反应停"所致

D. "反应停"只是先天畸形的一个因素

E. 两条曲线之间的联系，揭示"反应停"是先天畸形的可疑原因

2. 下列几个结果的分析，错误的是

A. $\chi^2=69.40$，$P<0.001$ 表明"反应停"与先天畸形有因果关系

B. OR=93.5 表明"反应停"与先天畸形的联系程度很大

C. 42%-0.24%=41.76% 表示由"反应停"引起的先天畸形率达 41.76%

D. RR=176 表明"反应停"与先天畸形的危险度很大

E. RR＞OR 说明前瞻性调查比回顾性调查精确度高

（3～5 题共用题干）

某县有 10 万人，1997 年因各种疾病死亡 1000 人。该年共新增结核病患者 300 人，原有结核病患者 400 人，1997 年共有 60 人死于结核。

3. 据此认为该县的粗死亡率为

A. 300/10 万   B. 60/1000

C. 60/10 万   D. 1000/10 万

E. 资料不足，不能计算

4. 结核病的病死率为

A. 60/300   B. 60/400

C. 60/700   D. 60/1000

E. 60/10 万

5. 结核病的发病率为

A. 300/10 万   B. 400/10 万

C. 700/10 万   D. 300/1000

E. 400/1000

五、X 型题（由一个题干和 A、B、C、D、E 五个备选答案组成，题干在前，选项在后。请从五个备选答案中选出两个或两个以上的正确答案，多选、少选、错选均不得分）

1. 研究职业与疾病的关系时应考虑哪些因素

A. 暴露机会   B. 劳动条件

C. 民族   D. 防护设施

E. 社会经济地位

2. 疾病的季节性受哪些因素影响

A. 气象条件   B. 人群的免疫状况

C. 生活方式　　　D. 风俗习惯

E. 媒介昆虫的生活习性

六、思考题

1. 举例说明发病率与患病率的区别。

2. 从概念及用途上论述疾病负担的常用指标。

3. 何为地方性？地方性常见的三种类型是什么？

4. 何为地方性疾病？判断一种疾病是否属于地方性疾病的依据是什么？

5. 何为输入性疾病？以新型冠状病毒肺炎为例，试述输入性疾病对传染病预防控制的意义。

6. 试述疾病年龄分布的分析方法。

7. 描述疾病的流行强度的常用术语包括哪些？其概念分别是什么？

8. 以新型冠状病毒肺炎为例，说明如何进行流行病学三间分布描述。

（贾改珍　韩文婷）

实习 2　描述性研究

【实习目的】

知识目标：记忆描述性研究的概念、方法和特点，现况研究的特点和研究类型，生态学研究的特点和研究类型；了解现况研究的设计和实施过程，研究中常见的偏倚及控制措施。

能力目标：能根据实际研究目的，合理运用现况研究和生态学研究方法描述疾病的分布，具备基本的流行病学现场调查能力。

素质目标：帮助学生理解描述疾病分布的思维方式，开展人群调查的现场组织管理及质量控制能力，具备开展以人群为研究对象时，对人基本要有的公正公平及尊重原则的理念。

【本实习概要】

描述性研究（descriptive study），又称描述流行病学（descriptive epidemiology），是流行病学研究方法中最基本的类型，主要用来描述人群中疾病或健康状况及暴露因素的分布情况，目的是提出病因假设，为进一步调查研究提供线索，是分析流行病学研究的基础。描述性研究主要的类型包括现况研究、生态学研究、病例报告、病例系列分析、个案研究、历史资料分析等。其中，现况研究作为流行病学调查的重要方法应用较广。现况研究是指在某一人群中应用普查或抽样调查等方法收集特定时间内那些和疾病或健康状况有关的变量资料，以描述目前疾病或健康状况的分布及某因素与疾病的关联。本章学习要求见图 2-1。

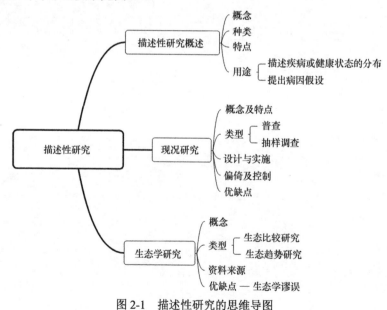

图 2-1　描述性研究的思维导图

【案例分析】

课题一：全国老年糖尿病患者血尿酸现况调查

1. 研究背景及目的　尿酸（UA）由饮食摄入和体内分解的嘌呤化合物在肝脏中产生，约 2/3 UA 通过肾脏排泄，其余由消化道排泄。当血尿酸（SUA）超过饱和浓度，尿酸盐晶体析出可直接黏附、沉积于关节及周围软组织、肾小管和血管等部位，引起关节软骨、骨质、肾脏及血管内膜等急慢性炎症损伤，UA 还可影响糖尿病患者血糖、血脂代谢并增加高血压风险，是心血管疾病的独立危险因素。UA 可能参与了糖尿病血管并发症的发生，可作为 2 型糖尿病（T2DM）患者血管病变的预测指标。有研究发现，高尿酸血症（HUA）不仅增加糖尿病肾病（DKD）的风险，还是糖尿病足溃疡（DFU）的独立危险因素，因此对于糖尿病患者控制 SUA 尤为重要。目前国内外关于老年糖尿病患者 HUA 患病情况及 SUA 控制情况的研究较少。本研究对中国老年糖尿病患者 HUA 和痛风的患病情况及 SUA 控制管理现状进行调查，旨在分析其影响因素，为临床诊治提供依据。

问题 1.1　上述研究属于什么类型的流行病学研究方法？

问题 1.2　该研究采用普查还是抽样调查？是描述性的还是分析性的？结合案例分析本次调查的目的。

问题 1.3　该研究方法有何特点？主要有哪些用途？

2. 调查设计

（1）确定调查对象：2015 年 11 月至 2016 年 5 月，由解放军总医院牵头，选取中国市级或省会城市中共 150 家医院 60 岁及以上老年糖尿病患者为研究对象。

问题 1.4　现况调查中确定研究对象的依据是什么？

（2）确定样本含量和抽样方法：随机抽查 150 家医院门诊及住院≥60 岁老年糖尿病患者，每家医院抽样 10～40 例，共 2652 例，均符合 2019 年 WHO 糖尿病诊断标准。按照《中国高尿酸血症相关疾病诊疗多学科专家共识》，将 SUA 水平>420μmol/L 定义为 HUA。既往曾在县级以上医院检查 SUA 升高并诊断为 HUA 的患者判断为既往患 HUA。痛风患者为曾出现关节红、肿、热、痛，并在县级以上医院确诊。参照《老年糖尿病诊疗措施专家共识》，将痛风患者 SUA<300μmol/L，其他患者 SUA≤360μmol/L 作为 SUA 达标判定标准。吸烟指数（每天吸烟支数×吸烟年数）>1 定义为吸烟。本研究经解放军总医院伦理委员会审核通过，研究对象均签署知情同意书。

问题 1.5　常用的随机抽样方法有哪些？试述其各自的优缺点。

问题 1.6　本次调查采用了哪些抽样方法？试分析其如何估算样本量。

问题 1.7　决定现况调查样本量大小的因素有哪些？

问题 1.8　现况研究中需要考虑伦理学问题吗？

（3）确定调查内容和资料收集方法：制订病例记录表，采取详细病史回顾和有序安排相关检查的方法，收集患者的病史资料及实验室检查数据，包括年龄、性别、糖尿病病程、既往 HUA 病史、痛风病史、低嘌呤饮食情况、降尿酸药物使用情况、冠心病（CHD）病史、高血压病史、吸烟史等，测量身高及体重，计算体重指数（BMI）。调查对象禁食 8 小时以上，于次日晨抽取肘静脉血 5ml，分别在各调查中心检测 SUA、糖化血红蛋白（HbA1c）、空腹血糖（FPG）、总胆固醇（TC）、三酰甘油（TG）、高密度脂蛋白胆固醇（HDL-C）和低密度脂蛋白胆固醇（LDL-C）、血肌酐（Scr），估算肾小球滤过率（eGFR）。SUA、血脂、Scr 等采用全自动或半自动生化检测仪，高效液相色谱法检测 HbA1c，所有标本均在符合美国国家糖化血红蛋白标准化计划（NGSP）的检测中心进行检测。统一制订调查方案及调查表并进行预调查，对调查表进行效果验证；统一培训调查员，统一指标含义及填写；所有数据实施双录入，并进行一致性检验；由专业人员对数据进行核对和逻辑检查，对缺失值进行统计处理。

问题 1.9　现况调查资料收集过程中应注意哪些问题？

问题 1.10　现况调查中收集资料的方法一经确定，就不能更改，以避免研究资料的不同质。收集资料的方法一般有哪三种？本研究采用了哪些资料收集方法？

问题 1.11　本研究为什么要进行预调查？

问题 1.12　现况调查的内容如何确定？如何选择调查项目？

问题 1.13　本次调查中可能存在的影响调查质量的因素有哪些？应如何进行质量控制？

问题 1.14　结合本研究，有哪些方法可以提高研究对象的依从性和受检率？

3. 统计学处理　采用 SPSS16.0 软件进行统计学分析。正态分布计量资料以 $\bar{x}\pm s$ 表示，非正态分布计量资料以中位数及四分位间距[M (P_{25}, P_{75})]表示。将患者按地区、性别、年龄、BMI、糖尿病病程、血脂、eGFR、有无合并症分别分组,分析 HUA 的患病率,组间率的比较采用 χ^2 检验。Logistic 回归分析 SUA 达标的影响因素。

问题 1.15 有哪些数据录入软件?在录入数据过程中可能会产生哪些偏倚?如何控制?

4. 调查结果

(1)研究对象一般资料:最终入组老年糖尿病患者 2652 例,男 1396 例,女 1256 例。年龄 60~99 岁,平均年龄 69 岁,其中 60~69 岁 1326 例,70~79 岁 879 例,80~89 岁 410 例,≥90 岁 37 例。

(2)HUA、痛风患病及管理情况:既往 HUA 病史患者 229 例(8.6%),其中 49 例曾经发作过痛风(占总数的 1.8%)。所有 HUA 患者均低嘌呤饮食治疗,其中 76 例(32.8%)使用药物治疗(碳酸氢钠 15 例,苯溴马隆 36 例,别嘌醇 20 例,非布司他 5 例)。以痛风患者 SUA<300μmol/L,其他患者 SUA≤360μmol/L 作为 SUA 达标判定标准,既往诊断 HUA 及痛风的患者,SUA 达标率为 22.7%(52/229)。本研究新发现 SUA>420mmol/L 的 HUA 患者 148 例。综合既往 HUA 病史患者及新诊断 HUA 患者,发现老年糖尿病患者 HUA 患病率为 14.2%(377/2652)。

问题 1.16 发病率与患病率的区别是什么?现况调查中为什么通常只能进行患病率的计算,而不能进行发病率的计算?

(3)亚组分析:中国经济发达的东部地区 HUA 的患病率最高,其次为西部、中部地区,东北地区最低。男性、≥80 岁、高 TG、合并 HDL-C 降低、有高血压病史、有 CHD 病史的患者 HUA 患病率高(P<0.01);随着 BMI 增加,HUA 患病率增加(P<0.01);随着 eGFR 由≥90ml/(min·1.73m^2)降至 15ml/(min·1.73m^2),HUA 患病率逐渐升高(P<0.01);但 eGFR<15ml/(min·1.73m^2)或透析的患者中,HUA 患病率反而降低(P<0.01)。

问题 1.17 根据上述资料,试分析全国老年糖尿病患者 SUA 的三间分布差异。进一步能得到哪些启示?

(4)Logistic 回归分析老年糖尿病患者 HUA 的影响因素:以是否合并 HUA 为因变量(否=0,是=1),以年龄、性别(男=1,女=2)、BMI、HbA1c、TC、TG、HDL-C、LDL-C、eGFR、高血压病史、地域(东部地区=1,其余地区=0)、空腹血糖、糖尿病病程、CHD 病史、收缩压、舒张压、吸烟史等为自变量,行 Logistic 回归分析(α_λ=0.05;$\alpha_{出}$=0.10),结果显示,年龄、男性、BMI、HbA1c、TC、eGFR、高血压病史、东部地区是 HUA 的影响因素,见表 2-1。

表 2-1 Logistic 回归分析老年糖尿病患者 HUA 的影响因素

变量	B	SE	Wald χ^2	P	OR	95%CI
年龄	0.024	0.009	7.925	0.005	1.024	1.007~1.042
性别	−0.398	0.144	7.656	0.006	0.671	0.506~0.890
BMI	0.080	0.018	18.933	0.000	1.084	1.045~1.124
HbA1c	−0.147	0.042	12.219	0.000	0.863	0.795~0.938
TC	0.256	0.114	5.034	0.025	1.291	1.033~1.615
eGFR	−0.016	0.002	64.230	0.000	0.985	0.981~0.988
高血压	0.791	0.170	21.710	0.000	2.205	1.581~3.075
东部地区	0.431	0.129	11.139	0.001	1.539	1.195~1.983

问题 1.18 根据表 2-1 资料,分析老年糖尿病患者 HUA 的影响因素有哪些。

5. 调查结论 中国城市医院就诊的老年糖尿病患者 HUA 患病率为 14.2%,痛风患病率为 1.8%。经济发达地区、合并代谢异常(高血压、高脂血症、超重或肥胖)、肾功能减退、合并高血压的 HUA 患者的患病率更高,既往诊断 HUA 的患者 SUA 达标率为 22.7%。因此,中国老年糖尿病患者 SUA

管理有待进一步加强。

> 问题 1.19　此次调查是否达到了最初的设计要求，根据本研究能得出 HUA 与危险因素之间的因果关系吗？
>
> 问题 1.20　本次研究还存在哪些问题？

课题二：中国 7 个城市 3～17 岁儿童青少年体成分调查

1. 确定研究目的及类型　肥胖会增加疾病的发病率和死亡率。在临床上主要利用 BMI 表示肥胖情况。但是，肥胖是指身体的脂肪过剩，而不是体重。肥胖之所以增加个体心血管代谢异常的风险，是因为体脂含量和（或）分布部位异常，导致脂肪组织功能异常。BMI 并不能区分脂肪组织和非脂肪组织，作为评价体内脂肪含量的间接指标具有很多局限性，而在不同体重状态人群中，与脂肪组织的关联强度也不同，在评估处于生长发育阶段的儿童青少年时局限性更大。体成分（body composition）指在人体总重量中，不同身体成分的构成比例。在目前的研究中常将体成分简单分为脂肪组织和非脂肪组织两部分。有研究显示，在进入青春期以前，人体脂肪组织发育水平性别差异不明显，而成年后男性身体脂肪组织（体脂）含量百分比明显低于女性，非脂肪组织含量是女性的 2 倍，因此，在进入青春期以后，儿童青少年的体成分发育应该存在性别差异。本研究采用中国儿童青少年心血管健康（China Child and Adolescent Cardiovascular Health，CCACH）调查数据，采用双能 X 线吸收法（dual energy X-ray absorptiometry，DXA）技术精准评估身体脂肪及非脂肪含量，描述儿童青少年脂肪组织、非脂肪组织的发育特征，比较性别差异，衡量 BMI 反映体脂含量的可靠性，有助于界定及发展适宜的肥胖诊断技术和标准，探讨肥胖的易患阶段和危险因素，探索青春期发育与体成分的关系等，从而可为临床及公共卫生领域提供更多信息。

> 问题 2.1　结合案例分析此次现况调查的目的。
>
> 问题 2.2　结合上述案例的研究目的，选用现况调查的哪种类型的方法比较合适？

2. 确定研究对象　来源于 CCACH，采用分层整群抽样方法，将秦岭-淮河作为中国南北分界线，分别抽取南方和北方共计 7 个城市，按年级整群抽样，包括长春、北京、天津、济南、上海、银川、重庆的 3～17 岁城市汉族儿童青少年 10 867 例。本研究的纳入标准为调查城市常住儿童，排除标准：①未签署知情同意书；②近期服用影响骨密度及体成分的药物（如激素类）；③肢体有残疾或体内有外科手术植入设备及支具等；④身高或体重超出设备的测量范围；⑤有骨折史；⑥存在影响骨密度体成分代谢的慢性疾病（如风湿免疫疾病、血液疾病、肝肾疾病等）；⑦妊娠。本研究通过首都儿科研究所伦理委员会批准（批准文号：2012062），所有调查对象均由监护人签署知情同意书。

> 问题 2.3　在一项观察性研究中，未涉及实验室工作，对于研究对象有必要签署知情同意书吗？

3. 确定样本含量和抽样方法

（1）调查问卷：调查问卷主要内容包括人口学资料、既往病史等，要求家长和学生共同填写问卷，保证数据真实性。

（2）身体测量：身高测量精确到 0.1cm；体重测量精确到 0.1kg；身高和体重均测量 2 次，取平均值。采用美国 Hologic Discovery 系列 DXA 骨密度仪，按照国际临床骨密度学会（International Society for Clinical Densitometry，ISCD）的标准操作规范检测骨密度和体成分，其中重庆采用 Discovery-W 进行测量，其他 6 个城市采用 Discovery-A 仪器进行测量，Discovery-W 与 Discovery-A 之间用同一标准体模进行质控调试，误差在系统允许范围内；采用 Hologic 仪器（自带专业体成分分析软件）分析四肢及全身的脂肪组织质量和非脂肪组织质量。

（3）质量控制

1）人员培训：操作人员均由 ISCD 认证的同一技师按照标准操作规范进行培训。

2）操作者质控：每名操作者重复扫描 15 名志愿者腰椎、髋关节部位各 3 次，计算准确度，每次扫描志愿者均需重新摆位。

3）机器质控：每日检测前，使用标准体模对机器进行系统质控。

（4）定义和判定标准

1）超重/肥胖：3～5 岁儿童采用"中国 0～18 岁儿童青少年体块指数的生长曲线"标准，6～17 岁儿童采用"学龄儿童青少年超重与肥胖筛查"标准，将所有研究对象分为正常体重、超重和肥胖 3 组；BMI=体重/身高^2（kg/m^2）。

2）脂肪组织质量指数（fat mass index，FMI）=全身脂肪组织质量/身高^2（kg/m^2）。

3）非脂肪组织质量指数（fat free mass index，FFMI）=全身非脂肪组织质量/身高^2（kg/m^2）。

4）体脂含量百分比（fat mass percentage，FMP）=全身脂肪组织质量/体重×100%。

（5）统计学分析：数据采用 EpiData3.0 软件双录入，采用 SAS9.4 软件对数据进行整理、逻辑核查；采用 SPSS20.0 软件进行统计学分析。采用 $\bar{x} \pm s$ 描述 FMI、FFMI 及 FMP 随年龄变化情况，采用简单相关分析方法分析相关关系，采用 r 简单表示 BMI 和 FMI 的关联。数值型变量的组间比较采用 t 检验，随年龄变化趋势采用线性回归分析，以 $P<0.05$ 为差异有统计学意义。

> 问题 2.4 常见的调查表的类型包括信访调查表、电话访问调查表、面访调查表、网上访问式调查表等，本次调查属于哪一类？

4. 数据的整理与分析

（1）一般特征：共纳入 10 867 例 3～17 岁儿童青少年，男生 5512 人（50.7%），女生 5355 人（49.3%），年龄为（11.6±4.4）岁，其中男生（11.4±4.4）岁，女生（11.7±4.5）岁。

（2）4 种体成分指标水平：具体各指标（$\bar{x} \pm s$）随年龄变化曲线，见图 2-2、图 2-3。

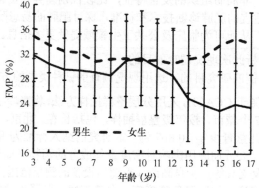

图 2-2 中国 7 个城市 3～17 岁儿童体脂含量百分比随年龄变化曲线

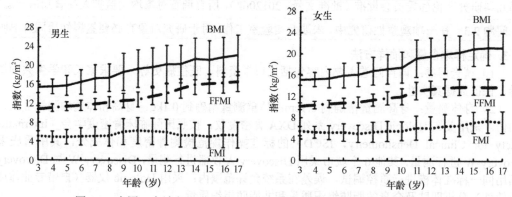

图 2-3 中国 7 个城市 3～17 岁儿童不同体成分质量指数随年龄变化曲线

> 问题 2.5 根据图 2-2 分析，中国 7 个城市 3～17 岁儿童体脂含量百分比随年龄变化特点。
> 问题 2.6 根据图 2-3 分析，中国 7 个城市 3～17 岁儿童不同性别不同体成分质量指数随年龄变化特点。

（3）不同体重状态儿童体成分变化特征：不同体重状态儿童体成分变化见表 2-2、表 2-3。

表2-2 不同体重状态男生体成分质量指数及体脂含量百分比随年龄变化情况（$\bar{x}\pm s$）

年龄（岁）	正常体重（n=3678）				超重（n=956）				肥胖（n=878）			
	BMI (kg/m²)	FMI (kg/m²)	FFMI (kg/m²)	FMP (%)	BMI (kg/m²)	FMI (kg/m²)	FFMI (kg/m²)	FMP (%)	BMI (kg/m²)	FMI (kg/m²)	FFMI (kg/m²)	FMP (%)
3	15.0±0.8	4.7±0.6	10.7±0.7	30.6±3.3	17.1±0.4	6.4±0.9	11.3±0.5	36.1±4.1	18.9±0.7	7.7±2.1	11.7±1.5	39.7±1.5
4	15.0±0.8	4.5±0.7	10.9±0.7	29.3±3.5	16.9±0.3	5.6±0.7	11.6±0.7	32.4±3.7	19.1±1.2	7.4±1.4	12.3±0.7	37.2±4.2
5	14.9±0.9	4.2±0.6	11.1±0.7	27.5±3.1	17.0±0.4	5.6±0.8	11.9±0.7	31.9±4.1	20.0±1.8	7.8±1.4	12.7±1.1	37.9±4.4
6	15.0±1.1	4.1±0.8	11.1±0.7	26.6±3.8	17.6±0.5	5.3±1.0	12.2±0.7	30.2±4.4	20.8±2.0	7.9±1.6	12.9±1.0	37.6±4.8
7	15.5±1.1	4.0±1.0	11.5±0.9	25.5±4.6	18.3±0.6	5.6±1.0	12.2±0.9	31.5±4.7	22.1±2.1	8.1±1.6	13.2±1.1	37.8±4.5
8	15.8±1.2	4.0±0.9	11.8±0.9	25.2±4.3	19.1±0.7	6.2±1.3	12.8±0.9	32.4±4.9	22.7±2.0	8.7±1.8	13.8±1.1	38.5±4.3
9	16.1±1.4	4.3±1.1	11.8±0.9	26.2±4.8	19.8±0.8	6.9±1.3	13.1±1.0	34.2±4.4	24.9±2.7	10.1±2.0	14.6±1.4	40.5±4.5
10	16.6±1.5	4.4±1.2	12.1±0.9	26.2±4.9	20.9±0.9	7.6±1.6	13.3±1.0	36.3±4.0	25.3±2.4	10.0±1.7	14.8±1.5	40.3±4.0
11	17.3±1.7	4.5±1.3	12.9±1.3	25.8±5.3	21.6±0.9	7.2±1.6	14.4±1.4	33.4±6.1	26.7±2.4	10.7±1.8	15.7±1.6	40.5±4.4
12	17.7±1.8	4.4±1.3	13.3±1.5	24.4±5.6	22.6±1.0	7.2±1.7	15.1±1.7	32.2±6.0	27.0±2.0	10.2±1.7	16.5±1.7	38.1±4.5
13	18.2±1.6	4.0±1.1	14.5±1.5	21.4±4.4	23.1±1.1	6.8±1.4	16.1±1.7	29.7±5.2	28.3±2.4	10.0±1.5	18.1±1.9	35.6±4.0
14	18.8±1.9	3.8±1.0	15.1±1.4	19.9±3.8	23.8±1.1	6.8±1.6	17.0±1.3	28.2±5.4	29.3±2.5	9.7±2.4	19.1±1.5	33.2±5.6
15	19.2±1.8	3.9±1.2	15.5±1.4	20.0±3.8	24.4±1.1	6.8±1.5	17.6±1.2	27.6±4.9	29.7±2.4	9.8±2.3	19.5±1.7	33.2±5.4
16	19.8±1.9	4.3±1.6	15.8±1.7	21.0±4.7	24.8±1.0	7.1±1.4	17.6±1.3	28.5±4.8	30.5±2.7	10.3±2.5	19.8±1.9	33.9±5.4
17	20.2±1.9	4.2±1.5	16.0±1.5	20.6±5.0	25.3±1.1	7.1±1.4	18.0±1.2	28.0±4.5	31.0±2.6	10.3±2.4	20.2±1.9	33.3±5.5

注：FMI 为脂肪组织质量指数；FFMI 为非脂肪组织质量指数；FMP 为体脂含量百分比

表 2-3 不同体重状态女生体成分质量指数及体脂含量百分比随年龄变化情况 （$\bar{x}\pm s$）

年龄（岁）	正常体重 (n=3678)				超重 (n=956)				肥胖 (n=878)			
	BMI (kg/m²)	FMI (kg/m²)	FFMI (kg/m²)	FMP (%)	BMI (kg/m²)	FMI (kg/m²)	FFMI (kg/m²)	FMP (%)	BMI (kg/m²)	FMI (kg/m²)	FFMI (kg/m²)	FMP (%)
3	15.0±0.9	5.4±0.8	10.1±0.6	34.5±3.5	17.2±0.4	6.9±0.5	10.7±0.6	39.3±2.7	—	—	—	—
4	14.8±0.9	5.0±0.8	10.3±0.6	32.7±4.0	17.3±0.4	6.6±1.0	11.1±0.6	37.2±4.6	19.2±0.9	8.2±0.8	11.4±0.9	41.8±2.1
5	14.8±1.0	4.8±0.8	10.4±0.6	31.3±3.8	17.2±0.4	6.4±0.7	11.4±0.7	36.0±3.8	19.7±1.2	8.1±1.1	11.7±0.6	40.9±3.4
6	14.8±1.1	4.5±0.9	10.4±0.7	30.2±4.3	17.5±0.5	6.1±1.0	11.3±0.6	35.1±4.1	20.4±1.9	8.0±1.5	12.1±1.1	39.5±4.3
7	15.0±1.1	4.3±0.9	10.7±0.9	28.5±4.3	17.8±0.6	6.1±1.0	11.4±0.9	34.6±4.7	20.7±1.6	7.9±1.8	12.1±1.2	39.0±5.4
8	15.3±1.1	4.4±1.0	10.9±0.9	28.5±4.6	18.3±0.7	6.2±1.2	12.0±0.9	34.1±4.7	21.8±1.9	8.6±1.6	12.7±1.1	40.1±3.9
9	15.7±1.3	4.6±1.0	11.3±1.0	28.6±4.6	19.2±0.8	7.0±1.1	12.3±1.1	36.0±4.0	22.5±1.7	8.8±1.4	13.4±1.0	39.5±4.3
10	16.0±1.5	4.8±1.1	11.5±1.3	29.1±4.7	20.2±0.8	6.9±1.2	12.9±1.1	34.6±5.0	24.1±2.0	9.1±1.5	14.5±1.4	38.3±4.0
11	17.2±1.5	4.9±1.1	12.4±1.2	28.0±4.2	21.4±0.8	7.5±1.2	13.8±1.2	35.2±4.3	25.6±2.5	10.0±1.6	15.4±1.4	39.2±3.6
12	17.7±1.6	5.0±1.0	12.7±1.1	28.1±3.8	22.2±1.0	7.6±1.3	14.5±1.0	34.3±4.0	26.8±2.1	10.3±1.8	16.0±1.5	38.9±3.6
13	18.4±1.8	5.5±1.2	13.1±1.2	29.4±4.4	23.0±1.0	8.2±1.3	15.0±1.0	35.2±3.9	28.7±2.2	11.6±1.6	17.0±1.4	40.5±3.2
14	19.1±1.8	5.9±1.3	13.4±1.1	30.3±4.4	23.9±1.1	8.7±1.3	15.2±0.9	36.2±3.7	28.9±1.8	11.0±2.0	16.9±1.8	39.1±3.8
15	19.7±1.8	6.4±1.2	13.4±1.0	32.1±4.0	24.5±1.1	9.2±1.2	15.3±1.2	37.6±3.7	28.9±2.0	11.8±1.2	17.0±1.4	41.0±2.5
16	20.0±1.9	6.7±1.3	13.4±1.1	33.1±4.3	25.0±1.1	9.8±1.3	15.2±1.2	39.1±3.6	29.6±2.2	12.8±1.8	17.0±1.7	43.0±4.1
17	20.3±1.8	6.7±1.5	13.6±1.2	32.8±4.5	25.1±1.1	9.6±1.3	15.4±0.9	38.3±3.7	29.8±1.6	12.8±1.9	16.6±1.0	43.2±4.4

注：FMI 为脂肪组织质量指数；FFMI 为非脂肪组织质量指数；FMP 为体脂含量百分比

问题 2.7　根据表 2-2，描述一下男生不同体重状态体成分变化特征。
问题 2.8　根据表 2-3，描述一下女生不同体重状态体成分变化特征。

（4）BMI 和 FMI 的相关性：总体上来看，BMI 和 FMI 的相关性很强（男生：$r=0.767$；女生：$r=0.873$），不同体重状态儿童青少年 BMI 和 FMI 的 r 不同。在正常体重、超重、肥胖组人群中，男生各年龄组超重组的 r 均最低，肥胖组最高；女生 3~5 岁组和 6~11 岁组也同样表现为超重组 r 最低，肥胖组最高，而 12~17 岁组儿童青少年的肥胖组 r 最低，正常体重组最高。

问题 2.9　根据上述描述，能否得出 3~17 岁儿童青少年 BMI 和 FMI 关联的因果结论？

课题三：横断面调查设计

某市区疾病预防与控制中心为摸清本区人群中乙型肝炎表面抗原（HBsAg）携带情况及其家庭内分布特点，拟进行一次现况调查。该市区约 32 万人，分为 12 个街道居委会，每个街道居委会下设 13~15 个居民委员会，每个居民委员会有 2000~3000 人，约 600 个家庭（平均每个家庭 4 口人）。该市区为一般居民，由各种职业人员组成。已知邻区调查结果 HBsAg 阳性率为 10%。

问题 3.1　本次调查的目的是什么？预期分析指标有哪些？
问题 3.2　根据所确定的调查目的，本次调查应采用普查还是抽样调查？如果采用抽样调查，如何抽样？
问题 3.3　根据所选抽样方法，确定本次调查的样本大小。
问题 3.4　本次调查中可能会遇到哪些影响调查质量的因素？应如何控制和评价调查资料的质量？
问题 3.5　制订一份现况调查问卷表，并采用网络调查，将调查网址或二维码附作业后面。

【本章习题】

一、A_1 型题（每道考题下面有 A、B、C、D、E 五个备选答案，请从中选择一个最佳答案）

1. 以下符合生态学研究特点的是
   A. 属于分析流行病学
   B. 以个体为观察分析单位
   C. 群体水平上研究因素与疾病之间的关系
   D. 确定病因
   E. 以上均不是
2. 抽样方法不包括
   A. 单纯随机抽样　　B. 系统抽样
   C. 分层抽样　　　　D. 整群抽样
   E. 随意抽样
3. 观察联邦德国地区"反应停"销售量与短肢畸形病例数的时间分布，适宜采用的研究方法是
   A. 个例调查　　　　B. 病例分析
   C. 横断面研究　　　D. 生态比较研究
   E. 生态趋势研究
4. 普查适用于
   A. 发病率低的疾病
   B. 诊断手段复杂的疾病
   C. 没有有效治疗方法的疾病
   D. 发病率较高或诊断手段简单，适宜早发现、早治疗的疾病
   E. 任何疾病
5. 普查妇女宫颈癌时，测量宫颈上皮内瘤变的频率指标应选用
   A. 发病率　　　　　B. 发病专率
   C. 期间患病率　　　D. 罹患率
   E. 时点患病率
6. 现况调查常用的指标是
   A. 发病率　　　　　B. 患病率
   C. 生存率　　　　　D. 病死率
   E. OR 值
7. 按照一定的顺序，每隔一定数量抽取一个对象进入样本组成为研究对象，这种抽样方法属于
   A. 系统抽样　　　　B. 分层抽样
   C. 整群抽样　　　　D. 多级抽样
   E. 单纯随机抽样
8. 关于普查的目的，以下哪一项不正确
   A. 早期发现病例
   B. 检验病因
   C. 了解疾病的分布

D. 为病因研究提供线索

E. 普及医学知识

9. 抽样误差最小的方法是

  A. 系统抽样   B. 整群抽样

  C. 分层抽样   D. 单纯随机抽样

  E. 多级抽样

10. 随机抽样的目的是

  A. 消除系统误差

  B. 消除测量误差

  C. 消除系统误差和消除测量误差

  D. 减少随机误差

  E. 减少样本的偏性

二、B₁型题（以下提供若干组考题，每组考题共用在考题前列出的 A、B、C、D、E 五个备选答案。请从中选择一个与问题关系最密切的答案。某个备选答案可能被选择一次、多次或不被选择）

（1～3 题共用备选答案）

  A. 个案调查   B. 现况调查

  C. 病例报告   D. 病例系列分析

  E. 生态学研究

1. 哪种流行病学调查不设专门对照

2. 哪种流行病学研究中，可以初步探索群体中某因素暴露与疾病的关系，但无法得知个体的暴露与效应间的关系

3. 哪种流行病学研究，是对临床上某种罕见病的单个病例或少数病例的详细介绍

（4～5 题共用备选答案）

  A. 监测   B. 社区干预试验

  C. 现况研究   D. 现场试验

  E. 临床试验

4. 要了解冠心病的患病情况宜采用

5. 进行疫苗预防效果评价宜采用

三、A₂型题（每一道考题是以一个小案例出现的，其下面都有 A、B、C、D、E 五个备选答案，请从中选择一个最佳答案）

1. 某年某社区开展为期一年的糖尿病普查，该社区年初人口数 9500 人，年末人口数 10 500 人。年初有糖尿病患者 100 人，年末有糖尿病患者 130 人，普查期间有 10 名患者死于糖尿病并发症。该社区普查当年的病死率是

  A. 10/10 500   B. 10/10 000

  C. 10/140   D. 10/130

  E. 以上都不是

2. 为了解辽宁省心血管疾病高危人群检出率及其影响因素，为心血管疾病有效防控提供依据。方法于 2014～2017 年采用多阶段分层随机整群抽样方法对辽宁省 3 个城镇和 3 个农村项目点，抽取 6 个区/县的居民进行调查。收集调查对象性别、教育程度、职业等基本信息；测量身高、体重、腰围、肺功能；检测血糖、血脂及尿常规；收集吸烟、饮酒情况，高血压、糖尿病、心血管疾病史及用药史等心血管疾病危险因素。结果共收集问卷 138 554 份，查出高危个体 36 435 例，高危率为

  A. 26.3%   B. 27.7%

  C. 70.7%   D. 17.1%

  E. 以上都不是

3. 某社区人口 78 566 人，2002 年进行周期性健康检查时诊断高血压患者 632 人，其中 225 人是这次检查中新发现的患者。该社区高血压的患病率为

  A. 80.44/10 000   B. 28.63/10 000

  C. 38/10 000   D. 78/10 000

  E. 以上都不是

4. 为了了解人群中某病的患病情况，某市拟开展的普查工作最适合于

  A. 患病率高的疾病

  B. 患病率低的疾病

  C. 不易发现的隐性疾病

  D. 病死率较高的疾病

  E. 以上都不是

5. 某社区年均人口为 9 万，年内共死亡 150 人，其中 60 岁以上死亡 100 人；在全部死亡者中，因肿瘤死亡人数为 50 人。该社区肿瘤的死亡率为

  A. 0.056%   B. 0.166%

  C. 0.111%   D. 33.33%

  E. 以上都不是

6. 为了解辽宁省高血压高危人群检出率及其影响因素，为心血管病有效防控提供依据。方法于 2014～2017 年采用多阶段分层随机整群抽样方法对辽宁省 3 个城镇和 3 个农村项目点，抽取 6 个区/县的居民进行调查。以下说法不正确的是

  A. 采用了现况调查方法

  B. 属于描述性研究

  C. 可以探讨病因线索

  D. 需要事先设立对照组

  E. 也属于抽样调查

7. 选择 1917 例急性心血管疾病患者为研究对象，记录每例患者的心血管疾病发生的时间，统计不同月份急性心血管疾病的发生例数，

绘制月发病曲线图。急性心血管疾病的发生时间有明显的集中趋势。心绞痛、急性心肌梗死、急性左心衰竭、猝死在寒冷或炎热季节发病率较高（P 均<0.01），该流行特征为

A. 周期性　　　　B. 长期趋势

C. 季节性升高　　D. 短期波动

E. 以上都不是

8. 某市郊区某种肠道传染病历年发病率较高，今研制成一种预防该疾病的新疫苗，为观察该疫苗的流行病学预防效果，你准备选择的观察人群是

A. 患病率高的人群　B. 患病率低的人群

C. 发病率高的人群　D. 发病率低的人群

E. 以上都不是

9. 为了解 2017 年 4 月至 2018 年 3 月乌兰察布市流行性感冒（简称流感）的病原学特点，利用实时荧光定量多聚核苷酸链式反应（Real-time PCR）方法，检测流感监测哨点医院送检的流感样病例咽拭子标本，阳性标本接种狗肾细胞进行分离，采用血凝集抑制试验鉴定流感病毒的型别。结果共检测咽拭子标本核酸 548 份，阳性 97 份，阳性率为

A. 64.95%　　B. 71.50%　　C. 17.07%

D. 1.54%　　　E. 无法计算

10. 为了解职业人群布鲁菌病的感染现况和可能的影响因素，对羊交易市场内的从业人员开展流行病学调查和血清学检查，共调查 208 例从业人员，以本地中年男性为主，文化程度较低，个人防护不到位，涉及多个高危岗位，检查发现布鲁菌感染阳性 11 例，总感染率为

A. 5.03%　　B. 94.97%　　C. 5.29%

D. 94.71%　　E. 无法计算

四、A₃型题（以下提供若干个案例，每个案例下设若干道考题。请根据答案所提供的信息，在每一道考题下面的 A、B、C、D、E 五个备选答案中选择一个最佳答案）

（1～3 题共用题干）

某乡有人口 3 万人，约 7000 户，欲以户为单位抽取其中 3000 人进行某病的调查。

1. 该研究的抽样比是

A. 1/20　　B. 1/10　　　C. 1/5

D. 1/2　　　E. 资料不足，不能计算

2. 若按该乡家庭人口登记名册，随机抽取第 1户，随后每间隔几户再抽取 1 户，对被抽到

的家庭进行调查。这种抽样方法称为

A. 多级抽样　　　　B. 整群抽样

C. 分层抽样　　　　D. 系统抽样

E. 简单抽样

3. 在本次抽样中间隔的户数是

A. 20　　　　B. 10　　　　C. 5

D. 2　　　　E. 资料不足，不能计算

（4～5 题共用题干）

某县有人口 10 万人，2007 年因各种疾病死亡 2000 人。该年患糖尿病共 500 人，原有糖尿病 400 人，2007 年共有 80 人死于糖尿病。

4. 据此认为该县 2007 年的粗死亡率为

A. 500/10 万　　　B. 80/1000

C. 80/10 万　　　　D. 2000/10 万

E. 资料不足，不能计算

5. 糖尿病的病死率为

A. 80/300　　B. 80/400　　C. 80/900

D. 80/1000　　E. 80/10 万

五、X 型题（由一个题干和 A、B、C、D、E 五个备选答案组成，题干在前，选项在后。请从五个备选答案中选出两个或两个以上的正确答案，多选、少选、错选均不得分）

1. 关于现况研究的叙述，下列哪些是错误的

A. 设计时研究对象不需要分组

B. 可以探讨因果关系

C. 可以计算发病率

D. 可以描述各特征人群疾病分布

E. 资料分析时研究对象不需要分组

2. 适合普查的疾病应是

A. 人群发病率较高的疾病

B. 对该疾病有有效防治措施的疾病

C. 疾病自然史不清楚的疾病

D. 疾病后果严重的疾病

E. 易于诊断的疾病

六、思考题

1. 描述性研究的概念、种类、用途是什么？

2. 现况研究的概念、特点是什么？

3. 比较普查、抽样调查的优缺点。

4. 生态学研究的概念是什么？

5. 比较现况研究与生态学研究的优缺点。

6. 如何控制现况调查中的偏倚？

7. 如何理解"现况研究只能提供病因线索，不能得出因果关系的结论"这句话？

（贾政珍）

实习 3 队 列 研 究

【实习目的】

知识目标：记忆队列研究的设计与资料整理分析中所包括的累积发病率、发病密度、相对危险度、归因危险度及人群归因危险度等指标的计算及其流行病学意义、队列研究的偏倚及其控制方法、队列研究的优缺点；了解队列研究实施步骤、样本大小的估计、随访方法、人时的计算、率的显著性检验。

能力目标：能根据实际研究目的，合理运用队列研究方法探索疾病的病因。

素质目标：帮助学生理解队列研究的思维方式，实现由关心个体患者到从群体角度关心患者转变，立足病因研究提高观察、理解和解决健康问题的层次。

【本实习概要】

队列研究（cohort study）属于分析性研究，选定暴露及未暴露于某因素的两种人群，追踪其各自的发病结局，比较两者发病结局的差异，从而判定暴露因子与发病有无因果联系的一种观察性研究方法。本章主要内容为队列研究的类型及队列研究的设计、实施及资料整理分析等。本章学习要求见图 3-1。

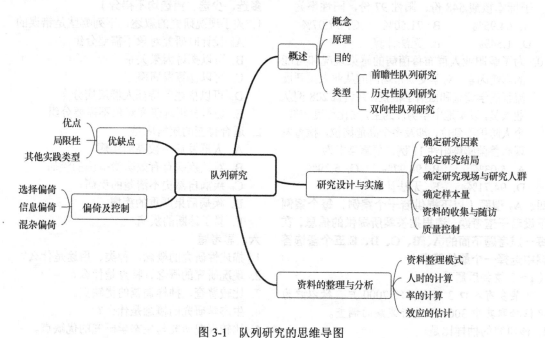

图 3-1 队列研究的思维导图

【案例分析】

课题：Framingham 研究

作为持续时间最长的心血管疾病队列研究，2020 年已经是 Framingham 研究的第六个本命年。得益于工业文明带来的生活水平提高与寿命延长，早在 20 世纪 40 年代心血管疾病（CVD）就已经成为美国居民最大的死因，占到总死亡的 1/2。每三位美国男性中就有一位在 60 岁之前罹患心血管疾病。然而传统的探索传染病病因的实验研究和临床研究方法无法解释心血管疾病病因和发病机制。并且由于缺乏有效的治疗和预防方法，人群的预期寿命并没有因传染病的有效控制而增加。针对心血管疾病这一类慢性生活方式疾病病因研究需探索新的研究方法，有学者提出采用流行病学方法寻找心血管疾病的病因。区别于基础实验和临床对发病机制的研究，流行病学方法更注重探索疾病的表现，并识别可以解释这些表现及和疾病的发展有关的因素。而这正是心血管疾病病因研究的迫切需求——研究者亟需弄清楚心血管疾病患者和健康人有哪些因素不同。

> **问题 1.1** 你认为哪些流行病学方法能被用于探讨心血管疾病的病因？

1948 年，美国国立卫生研究院在马萨诸塞州 Framingham 镇启动了一项心血管疾病研究，目的是研究在正常人群中冠心病的表现及其决定因素。选择在 Framingham 镇进行的主要考虑：①20 年前在此曾进行过大规模结核病研究，有一定基础；②距离哈佛医学院与麻省总医院很近，方便研究人员往返；③Framingham 镇是 20 世纪 40 年代美国社会的典型代表，主要人口为欧洲移民后裔，大多从事地毯、纸制品与汽车制造，新移民率较低，本镇居民失业率低，人口稳定，当地医生较为配合，这些都是进行长期随访研究的前提条件。

Framingham 研究最初的队列招募于 1948～1952 年，共 5209 名居民参加，占整个市镇总人口的 1/5，每 2 年随访一次。为了避免选择偏倚，研究对象的招募方式从被动招募志愿者变为主动招募，主要纳入 30～60 岁没有明显心血管疾病的成年人，在招募时尽量将整个家庭纳入，以调查遗传性并减少退出率。研究中女性占 55%，与此前的流行病学研究基本排除或很少有女性大不相同。从 1948 年开始至今，Framingham 研究已经进行了三代人，第二代为（原始队列的孩子）1971 年启动 Offspring 研究，对象为初始队列的子女，共计 5124 人，每三年随访一次。2002 年第三代（第二代的孩子），并且少量增加了新研究对象（非裔、拉丁裔、亚裔等人群），以探究新发心血管疾病的人种多样性。

> **问题 1.2** 上述研究属于哪种流行病学研究？
> **问题 1.3** 试述该种研究方法的原理和应用。
> **问题 1.4** 根据上述资料分析，开展队列研究的研究现场的选择应重点考虑哪些方面？

1948～1950 年进行的研究中，研究者对年龄为 20～70 岁且自愿进行心血管疾病检测的健康成年人进行了体格检查和实验室检查，总计 2941 名志愿者接受了检测。研究者初步决定随访时间为 2 年。根据对志愿者调查获得的数据，研究者估算两年随访样本量应在 6000 例左右，而在这 6000 例中，研究者推测应有 5000 多人是健康者。

> **问题 1.5** 队列研究中暴露人群的选择有哪几种？Framingham 研究人群的选择属于哪一种？为什么选择这一类人群进行心血管疾病病因研究？
> **问题 1.6** 队列研究中对照人群的选择有哪几种？选择对照组的基本要求是什么？
> **问题 1.7** 应该采用哪些指标描述暴露人群和对照人群的发病危险？
> **问题 1.8** 队列研究影响样本量的因素有哪些？队列研究计算样本量时还需要考虑哪些问题？

在最初的队列中，获取了血样（测量血糖与胆固醇）、心电图、胸片、吸烟史、家族史与人体测量指标。研究者定义研究结局为确诊心血管疾病。心血管疾病的确诊包含：①有历史和（或）现在明确的心电图证据显示心肌梗死；②明确的心绞痛；③由心脏疾病引起的突然死亡。

> **问题 1.9** 什么是研究暴露？队列研究如何确定暴露因素？
> **问题 1.10** 什么是研究结局？队列研究如何确定研究结局？

自 1948 年起，Framingham 研究的工作人员对初始队列的参与者每两年进行一次详细的体格检查、实验室检查和问卷调查。所有调查工作是由当地的医生和 Framingham 研究所的工作人员共同完成的。研究者不但要获得生理健康指标，而且详细地记录了参与者的起居、饮食、生活习惯。

在工作中，Framingham 研究的工作人员与研究对象建立了良好的关系，他们并没有把研究对象视为获取资料的对象，而是把他们视为研究的重要参与者，共同为心血管病的防治做贡献。即使 Framingham 研究已经进行了数十年，许多参与者已经迁移至美国其他地方甚至是国外，但他们依旧不远千里返回 Framingham 进行体格检查和实验室检测。正是得益于这种良好的医患关系，使得数十年来 Framingham 初代研究长期保持着低于 4% 的失访率，提高了研究质量。

> **问题 1.11**　什么是失访？失访的原因有哪些？失访会对队列研究的结果有什么影响？
> **问题 1.12**　如何控制因失访而引起的偏倚？

为研究体育运动与冠心病风险的关系，Framingham 研究选择一组 50～74 岁的女性随访 16 年，发现活动较多者生存期较长。女性研究者符合下列三个标准：①在第 11 个月或第 12 个月每两年检查一次，并解答体力活动的问题；②研究时无心血管疾病；③在解答体力活动问题时年龄 <75 岁。

1948 年列入的 2873 例女性中 1404 例作为样本。检测的 1404 例女性以其体力活动水平自低至高等分为 4 组（1～4 级）。随访 16 年后，319 例（22.7%）女性死亡，具体结果见表 3-1。

表 3-1　45～62 岁女性不同体力活动水平的心血管疾病死亡情况

体力活动水平分组	观察人数	死亡数	死亡率（%）	RR	RR 95% CI	AR
1 级	358	101				
2 级	369	96				
3 级	360	64				
4 级	317	58				
合计	1404	319				

注：RR 相对危险度；RR 95% CI 相对危险度 95% 置信区间；AR 归因危险度

> **问题 1.13**　队列研究依据研究对象进入队列的时间及终止观察的时间不同共有哪几种类型？上述研究属于何种类型的队列研究？
>
> **问题 1.14**　以第一组（低体力活动水平）作为参照组，分别计算各暴露组的 RR、RR 95% CI、AR，并解释各个指标的意义。

为探讨冠心病与体重指数（BMI）的关系，在 5209 名 Framingham 研究参与者中，1882 名男性和 2373 名女性在第 4 次检查时进行了腰围和体重测量，第 5 次检查时测量了身高。在 24 年的随访中，597 名男性和 468 名女性患有冠心病，248 名男性和 150 名女性死于冠心病相关原因，相关资料见表 3-2。

表 3-2　不同性别不同 BMI 的心血管疾病发病情况

BMI 指数分组	观察人数	失访人数	发病数	人年数	RR	AR	AR%
男性							
<23.80	450	16	111	8486	1.0		
23.80～25.90	454	21	152	8466			
25.91～28.16	448	18	160	8358			
≥28.17	451	24	174	8020			
线性趋势				$P=0.0001$			
女性							
<22.34	585	16	78	12 462	1.0		
22.34～24.60	587	9	101	12 228			
24.61～27.60	583	11	127	11 950			
≥27.61	570	12	162	10 828			
线性趋势				$P=0.0001$			

问题 1.15 比较累积发病率与发病密度的区别,并说明本研究宜采用哪个指标进行分析?

问题 1.16 根据上述资料,请计算各暴露水平 RR 及其 95%可信区间、AR 及 AR%,并填入表 3-2 中。

问题 1.17 根据表 3-2 中结果,能否认为随着 BMI 分级增加,研究人群心血管疾病发病危险增加?

在 Framingham 研究中提供了该地区 30~59 岁男性人群中几种冠心病危险因素的相对危险度和人群暴露比例的资料,完成表 3-3 并回答问题。

表 3-3 30~59 岁男性中几种冠心病危险因素的 RR 和 PAR%

危险因素	RR	Pe	PAR%
左室肥厚	2.7	0.1	
血清胆固醇水平≥260mg/dl	4.3	0.06	
收缩压≥180mmHg	2.8	0.02	

注:RR 相对危险度;Pe 人群暴露比例;PAR%人群归因危险度百分比

问题 1.18 PAR%和 AR%有何区别?它们的意义有何不同?

问题 1.19 相对危险度、人群暴露比例和人群归因危险度之间有什么关系?对于决策部门制定公共卫生政策有什么指导意义?

问题 1.20 队列研究常见的偏倚有哪几种?试述队列研究常见偏倚的控制方法。Framingham 研究可能存在哪些偏倚?

【本章习题】

一、A_1 型题(每道考题下面有 A、B、C、D、E 五个备选答案,请从中选择一个最佳答案)

1. 相对危险度主要应用于
   A. 队列研究　　　B. 病例对照研究
   C. 生态学研究　　D. 描述研究
   E. 以上都不是

2. 队列研究的最大优点是
   A. 研究的结果常能外推到整个人群
   B. 能较直接地确定疾病与因素间的因果联系
   C. 对较多的人进行较长时间随访,具有好的代表性
   D. 发生选择偏倚的可能比病例对照研究少
   E. 适于发病率很低的疾病的病因研究

3. 队列研究中研究对象应选择
   A. 在患该病者中选择有、无某暴露因素的两个组
   B. 在患该病者中选择有某暴露因素的为一组,在无该病者中选择无该暴露因素的为另一组
   C. 在无该病者中选择有某暴露因素的为一组,在患该病者中选择无该暴露因素的为另一组

   D. 在无该病者中,选择有、无某暴露因素的两个组
   E. 任选有、无暴露的两个组

4. 评价某致病因素对人群危害程度使用
   A. RR　　　　　　B. AR
   C. PAR　　　　　D. AR%
   E. SMR

5. 下列哪项论述不正确
   A. 队列研究易发生失访偏倚
   B. 队列研究可直接计算发病率
   C. 病例对照研究的优点是材料易于收集
   D. 队列研究常用于探索罕见疾病的各种因素
   E. 病例对照研究可在较短时间内获得结果

6. 评价一个致病因子的公共卫生学意义,宜选用
   A. 特异度
   B. 归因危险度百分比
   C. 人群归因危险度
   D. 绝对危险度
   E. 相对危险度

7. 以人年为单位计算的率为
   A. 发病率　　　　B. 发病密度
   C. 病死率　　　　D. 现患率

E. 死亡率

8. 在队列研究中
   A. 不能计算相对危险度
   B. 不能计算特异危险度
   C. 只能计算比值比来估计相对危险度
   D. 既可计算相对危险度，又可计算归因危险度
   E. 以上都不是

9. 区分历史性队列研究与前瞻性队列研究的依据是
   A. 所获结果检验水平
   B. 论证强度
   C. 研究对象进入队列时间
   D. 暴露程度
   E. 以上都不是

10. 分析动态人群的发病情况用哪项指标
    A. 累积发病率　　　B. 死亡率
    C. 患病率　　　　　D. 罹患率
    E. 发病密度

二、B₁ 型题（以下提供若干组考题，每组考题共用在考题前列出的 A、B、C、D、E 五个备选答案。请从中选择一个与问题关系最密切的答案。某个备选答案可能被选择一次、多次或不被选择）

（1～3 题共用备选答案）
   A. 个案调查　　　　B. 现况调查
   C. 病例对照研究　　D. 队列研究
   E. 实验流行病学

1. 哪种流行病学调查不设专门对照

2. 哪种流行病学研究中，被研究因素是人为控制的

3. 哪种流行病学研究中，可以研究一种暴露和多种疾病的关系

（4～5 题共用备选答案）
   A. 职业人群　　　　B. 特殊暴露人群
   C. 一般人群　　　　D. 有组织的人群团体
   E. 以上都不是

4. 美国 Framingham 地区的心血管疾病队列研究采用的是哪类人群？

5. Doll 和 Hill 开展的吸烟与肺癌的队列研究采用的是哪类人群？

三、A₂ 型题（每一道考题是以一个小案例出现的，其下面都有 A、B、C、D、E 五个备选答案，请从中选择一个最佳答案）

1. 某研究者进行了一项关于脂肪摄入与女性乳腺癌关系的队列研究，选择高脂肪和低脂肪摄入者各 1000 名，从 55 岁对他们随访 10 年。在随访期间，高脂肪摄入组中有 150 人、低脂肪摄入组中有 50 人被诊断患有乳腺癌。患乳腺癌的危险比（高脂肪摄入组比低脂肪摄入组）是
   A. 0.10　　　　　　B. 0.30
   C. 1.0　　　　　　 D. 1.5
   E. 3.0

2. 在一项吸烟与糖尿病的队列研究中，RR 值 95% 可信区间为 0.2～1.8，那么本次研究中吸烟作为研究因素可能是糖尿病的
   A. 危险因素　　　　B. 保护因素
   C. 混杂因素　　　　D. 无关因素
   E. 以上都不是

3. 为研究职业接触放射性物质与白血病发生的关系，某人选取 1000 名接触放射性物质的女职工和 1000 名电话员作为研究对象，回顾 10 年间白血病的发生率，结果接触放射性物质的女职工中有 30 例骨瘤患者，而电话员中仅有 5 例，计算 RR 为
   A. 0.025　　　　　 B. 0.83
   C. 5.00　　　　　　D. 6.00
   E. 不能计算

4. 在一项吸烟与肺癌关系的队列研究中，吸烟作为研究因素的相对危险度的 95% 可信区间是 0.95～3.5，下列推论正确的是
   A. 暴露与某疾病之间的关联有统计学意义
   B. 暴露与某疾病之间的关联无统计学意义
   C. 可以在 95% 的可信度上认为暴露降低患某疾病的危险
   D. 可以在 95% 的可信度上认为暴露升高患某疾病的危险
   E. 尚不能认为某病的发病率与暴露水平之间关联有统计学意义

5. 某人开展的一项研究，探索早孕期孕妇接触某种放射性物质与婴儿畸形的相对危险度是 5，这意味着
   A. 暴露组孕妇生畸形儿的危险是非暴露组孕妇的 4 倍
   B. 暴露组孕妇生畸形儿的危险是非暴露组孕妇的 5 倍
   C. 暴露组孕妇生畸形儿的危险比非暴露组孕妇大 6 倍
   D. 暴露组孕妇生畸形儿的危险是非暴露组孕妇的 6 倍
   E. 暴露组孕妇生畸形儿的危险比非暴露组孕妇大 5 倍

6. 某人开展了一项关于吸烟与肺癌的定群研究，你认为以下描述错误的是
   A. 定群研究包括前瞻性研究
   B. 将特定人群按是否暴露于某因素分组
   C. 要计算发病率或死亡率
   D. 不进行组间差异的统计学检验
   E. 要追溯过去某时期的暴露史

7. Doll 和 Hill 对英国 35 岁以上的开业医生进行吸烟与肺癌的研究，根据研究对象的吸烟情况将其分成不吸烟和每日吸不同支数的几组，追踪 4 年 5 个月，收集死亡资料。下面描述错误的是
   A. 属于队列研究
   B. 属于观察性研究
   C. 需要设立对照组
   D. 由"因"及"果"，时序合理
   E. 仅探索病因假设

8. 为确定一种新发明的避孕药是否增加了女性宫颈癌的危险，进行了一项队列研究。选取生育年龄的一个随机样本，发现 3920 名妇女适于作为研究对象，其中 1000 名定期使用该种避孕药，其他人不用。对整个样本人群随访 20 年，结果：使用避孕药与未使用避孕药女性中各有 10 人发生宫颈癌，据上述资料能得出哪些结论？
   A. 使用该药确实增加了宫颈癌的危险，因为使用该药的人中有 1%发生宫颈癌，而未使用该药的人中有 0.3%（10/2920）发生宫颈癌
   B. 使用该药并未增加宫颈癌危险，因为宫颈癌病例中有 50%（10/20）使用了该药，50%未使用该药
   C. 使用该药并未增加宫颈癌危险，因为虽然使用该药的人中 1%确实发生了宫颈癌，但使用该药的人中尚有 99%（990/1000）并未发生宫颈癌
   D. 使用该药确实增加了宫颈癌危险。上述事实表明了这种危险的程度；宫颈癌病例中 50%（10/20）使用该药，而未患宫颈癌人群中 25%（990/3900）使用该药
   E. 以上答案均不正确

9. 为研究职业接触放射性物质与骨瘤发生的关系，某人选取 1000 名接触放射性物质的女职工和 1000 名电话员作为研究对象，观察 1950～1980 年的骨瘤发生率，结果接触放射性物质的女职工中有 20 例骨瘤患者，而电话员中仅有 4 例，计算 AR%为
   A. 85%   B. 82%
   C. 80%   D. 95%
   E. 不能计算

10. 对某大城市 30～35 岁妇女进行的一项现患研究发现：在服用口服避孕药者中，脑卒中年发病率为 6/10 万，而未服用者为 3/10 万。据此研究者认为：服用口服避孕药是引起脑卒中的危险因素。此结论
    A. 正确
    B. 不正确，因为没有区分新发病例与现患病例
    C. 不正确，因为没有进行年龄标化
    D. 不正确，因为没有做显著性检验
    E. 不正确，因为本研究无法确定暴露与发病的时间关系

四、A₃ 型题（以下提供若干个案例，每个案例下设若干道考题。请根据答案所提供的信息，在每一道考题下面的 A、B、C、D、E 五个备选答案中选择一个最佳答案）

（1～3 题共用题干）

有人对膀胱癌与吸烟的关系进行了研究，结果在男性吸烟者中膀胱癌发病率为 48.0/10 万，在非吸烟者中为 25.4/10 万，根据上述材料回答以下问题。

1. 男性吸烟者与非吸烟者比较，膀胱癌相对危险度为
   A. 48.0
   B. 48.0−25.4=22.6
   C. 48.0/25.4=1.89
   D.（48.0−25.4）/48.0
   E. 不能用所给的资料计算

2. 男性吸烟者中，由于吸烟患膀胱癌的特异危险度为
   A. 48.0
   B. 48.0−25.4=22.6
   C. 48.0/25.4=1.89
   D.（48.0−25.4）/48.0
   E. 不能用所给的资料计算

3. 男性吸烟者中，归因危险度百分比为
   A. 48.0
   B. 48.0−25.4=22.6
   C. 48.0/25.4=1.89
   D.（48.0−25.4）/48.0
   E. 不能用所给的资料计算

（4~5题共用题干）

某学者在某地进行吸烟与肺癌关系的研究，结果显示，该地人群肺癌年死亡率为0.056%，吸烟与不吸烟者的肺癌年死亡率为0.096%和0.007%。

4. 上述研究中人群归因危险度百分比为
    A. 0.049%   B. 0.089%
    C. 87.5%   D. 92.7%
    E. 不能用所给的资料计算

5. 上述研究中的相对危险度为
    A. 1.71   B. 8
    C. 0.89   D. 13.71
    E. 不能用所给的资料计算

五、X型题（由一个题干和A、B、C、D、E五个备选答案组成，题干在前，选项在后。请从五个备选答案中选出两个或两个以上的正确答案，多选、少选、错选均不得分）

1. 在队列研究中，下面哪些可以作为随访结局
    A. 患病情况   B. 发病情况
    C. 死亡情况   D. 预期结果事件
    E. 观察终点

2. 队列研究的缺点有
    A. 资料一般靠随访提供，可能存在失访偏倚
    B. 观察时间长，费用高
    C. 暴露人年计算工作量较为繁重
    D. 不适用同时进行多种疾病的研究
    E. 准备工作繁重，设计要求高

六、思考题

1. 什么是队列研究，队列研究的基本特点是什么？
2. 队列研究常用的率的指标有哪些？分别适用于什么情况？
3. 如何理解队列研究中的"暴露"变量？
4. 如何理解队列研究中的"结局"变量？
5. 队列研究可分为哪几种类型？各有何优缺点？
6. 前瞻性队列研究与历史性队列研究的区别有哪些？
7. 队列研究中，估计关联强度的指标有几个？
8. 试述队列研究中AR与RR的区别。

（贾改珍）

实习 4　病例对照研究

【实习目的】

知识目标：掌握病例对照研究的基本原理，匹配的原理和方法，病例与对照的来源与选择，资料整理和数据分析的基本方法，比值比（OR 值）的含义及其在病例对照研究中的意义，熟悉分层分析的概念和方法，病例对照研究的优点及局限性；病例对照研究中常见的偏倚及其控制方法，影响样本大小的因素；了解新近衍生的病例对照方法等前沿拓展知识。

能力目标：通过研究实例，立足病因研究，应用病例对照研究方法进行科研设计和分析，尤其是要能自行进行病例对照研究的设计、资料的统计分析，包括成组资料、配对资料的分析，暴露分级分析，分层分析等，提高观察、理解和解决问题的能力。

素质目标：帮助学生培养科学的思维方式。

【本实习概要】

病例对照研究（case-control study）是最常用的分析流行病学研究方法，主要用于探索危险因素，与队列研究相比较，病例对照研究具有省时、省力、出结果快的优点，特别适用于罕见病、潜伏期长的疾病危险因素的研究。本章学习要求见图 4-1。

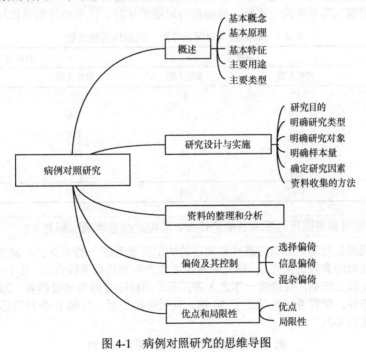

图 4-1　病例对照研究的思维导图

【案例分析】

课题一：吸烟与肺癌关系研究

20 世纪 20 年代，许多研究报道，肺癌年死亡率逐年升高。1901～1920 年肺癌年死亡率男性为

1.1/10 万，女性为 0.6/10 万，至 1936～1939 年上升到男性为 10.6/10 万，女性为 2.5/10 万。关于肺癌的病因，当时有人提出过吸烟、大气污染等危险因素，但也有人提出肺癌死亡率升高的原因与人口寿命延长、人口老化、烟草消耗量增加和肺癌的诊断水平不断提高有关。

> 问题 1.1　如何提出病因假设？
> 问题 1.2　为检验吸烟和肺癌之间是否存在因果关系，可采用哪些流行病学研究方法？

英国学者 Doll 和 Hill 于 1948 年 4 月至 1952 年 2 月进行了吸烟和肺癌关系的专题研究。在 4 年间，搜集了伦敦及其附近 20 所医院（后来又增加了一些医院）诊断为肺癌的患者作为调查对象，上述医院在这 4 年期间凡新收入肺癌、胃癌、肠癌及直肠癌等患者时，即派调查员前往医院调查。每调查一例肺癌患者，同时配一例同医院同期住院的其他肿瘤患者作为对照。

> 问题 1.3　此为何种流行病学研究方法？简述该研究方法的设计原理。
> 问题 1.4　简述该种研究方法的特点和应用。
> 问题 1.5　病例和对照的来源有哪些？
> 问题 1.6　本研究选择住院患者作为调查对象是否有代表性？

肺癌患者大都经病理组织学或痰细胞学检查确诊，少部分患者依据肺部 X 线检查或支气管镜检查确诊。75 岁以上的患者，误诊患者，调查时出院者，病危者，死亡者，耳聋者，不会英语者等，这样被调查的肺癌患者大约占当时这些医院里肺癌患者总数的 85%。

> 问题 1.7　试述严格制定病例、对照诊断和排除标准的重要性。
> 问题 1.8　缺失因故未能调查的病例资料对研究结果有何影响？

对照组和肺癌组的匹配因素是：①年龄相差小于 5 岁，性别相同；②居住地区相同；③家庭经济条件相似；④同期入院并住同一医院。肺癌组与对照组年龄、性别的均衡性比较结果见表 4-1。

表 4-1　肺癌组与对照组年龄、性别均衡性比较

年龄（岁）	肺癌组		对照组	
	男性人数	女性人数	男性人数	女性人数
25～	17	3	17	3
35～	116	15	116	15
45～	493	38	493	38
55～	545	34	545	34
65～74	186	18	186	18
合计	1357	108	1357	108

> 问题 1.9　病例组和对照组匹配的目的是什么？匹配的注意事项有哪些？

肺癌组和对照组患者均详细询问既往和现在的情况并填入统一的调查表。调查工作是由具备 4 年该种调查研究经验的调查员来完成。研究者对各项调查内容均有明确规定，其中吸烟者的定义是，一个人每日吸一支以上纸烟，且持续一年之久者；不足此标准者列为非吸烟者。为检验调查对象对吸烟史回答的可靠性，研究者随机抽查了 50 例，问过吸烟史后，间隔 6 个月后第二次重新询问，两次回答的结果见表 4-2。

表 4-2　两次询问 50 人吸烟量的一致性

第一次询问	第二次询问（支/日）						合计
（支/日）	0～1	1～5	5～15	15～25	25～50	50 以上	（支/日）
0～1	8	1	0	0	0	0	9
1～5	0	4	1	0	0	0	5

续表

| 第一次询问 | 第二次询问（支/日） | | | | | | 合计 |
（支/日）	0～1	1～5	5～15	15～25	25～50	50 以上	（支/日）
5～15	0	1	13	3	0	0	17
15～25	0	0	4	9	1	0	14
25～50	0	0	0	1	3	0	4
50 以上	0	0	0	0	1	0	1
合计	8	6	18	13	5	0	50

问题 1.10 调查病例和对照既往暴露情况时，对"既往"如何界定？

问题 1.11 在进行病例对照研究时，进行调查可靠性检验的目的是什么？

问题 1.12 根据表 4-2，计算第一次和第二次询问结果的一致性，即调查的可靠性，并对结果进行评价。

$$两次调查结果的一致性 = \frac{两次调查结果一致的例数}{总调查的例数}$$

研究者对男性调查结果进行了下列两种分析，见表 4-3、表 4-4。

问题 1.13 根据表 4-3，进行统计分析（提示进行 χ^2 检验，计算 OR 及其 95%CI）。

表 4-3 男性肺癌组与对照组的吸烟情况比较（非匹配设计归纳表）

组别	吸烟	不吸烟	合计
肺癌组	1350	7	1357
对照组	1296	61	1357
合计	2646	68	2714

问题 1.14 根据表 4-4，进行统计分析（提示进行 χ^2 检验，计算 OR 及其 95%CI）。

表 4-4 男性肺癌组与对照组的吸烟情况比较（配对设计归纳表）

| 肺癌组 | 对照组 | | 合计 |
	吸烟	不吸烟	
吸烟	1289	61	1350
不吸烟	7	0	7
合计	1296	61	1357

问题 1.15 表 4-3 和表 4-4 的设计、数据整理和分析原理有何不同？本研究资料采用哪一种分析方法更合理？为什么？

研究者进一步对每日吸烟量和肺癌之间的关系进行分析，结果见表 4-5。

问题 1.16 计算表 4-5 中各行的 OR 值和 χ^2 值，进行 χ^2 趋势性检验。

表 4-5　男性每日吸烟量与肺癌的关系

吸烟剂量（支/日）	肺癌组		对照组		OR	χ^2
	例数	占比（%）	例数	占比（%）		
0	7	0.5	61	4.5		
1～5	49	3.6	91	6.7		
5～15	516	38.0	615	45.3		
15～25	445	32.8	408	30.1		
25～50	299	22.1	162	11.9		
50 以上	41	3.0	20	1.5		
合计	1357	100.0	1357	100.0		

研究者另将调查对象已吸烟总量与肺癌的关系进行统计分析，结果见表 4-6。

表 4-6　已吸烟总量与肺癌的关系

患者组别	各吸烟总量（支）的病例数					χ^2 检验
	365～50 000	50 000～150 000	150 000～ 2 500 000	2 500 000～ 5 000 000	5 000 000 以上	
男：肺癌患者	19	145	183	225	75	χ^2 =30.60
						df=4
非肺癌患者	36	190	182	179	35	$P<0.001$
女：肺癌患者	10	19	5	7	0	χ^2 =14.01
						df=3
非肺癌患者	19	5	3	1	0	$P=0.003$

问题 1.17　从表 4-5、表 4-6 的资料分析中可以看出什么趋势？呈何种关系？有无统计学意义？

问题 1.18　从本研究中可以得出什么结论？为进一步验证吸烟和肺癌之间的因果关系，可以进行何种研究？

课题二：月经因素与乳腺癌关系研究

Brinton 等 1988 年对月经因素与乳腺癌的关系进行了病例对照研究，选择病例 2866 人，对照 3141 人，分别调查两组人群既往的月经情况，结果见表 4-7。

表 4-7　月经因素与乳腺癌关系的病例对照研究

组别	未绝经	绝经	合计
病例组	887	1979	2866
对照组	868	2273	3141
合计	1755	4252	6007

问题 2.1　根据表 4-7 计算 χ^2、OR 及 OR 的 95% CI。

问题 2.2　该计算结果能否说明绝经与乳腺癌之间的真实联系程度？为什么？

本次调查病例组和对照组的年龄分布及各年龄组暴露状况见表4-8。

表4-8 乳腺癌病例组与对照组的年龄分布及各年龄组的暴露率

年龄	全部				未绝经			
	病例组	%	对照组	%	病例组	%	对照组	%
40~45	343	12.0	397	12.6	278	81.0	314	79.1
45~50	483	16.9	520	16.6	334	69.2	323	62.1
50~55	631	22.0	660	21.0	240	38.0	193	29.2
55以上	1409	49.1	1564	49.8	35	2.5	38	2.4
合计	2866	100.0	3141	100.0	887	31.0	868	27.6

> 问题2.3 从表4-8资料中可以看出不同年龄组人群的乳腺癌患病和暴露情况有何规律?是否怀疑年龄是该研究的一个混杂因素?如果年龄是该研究的混杂因素,如何在分析时调整其混杂作用?

根据表4-8所给的数据,按照病例与对照在不同年龄组是否绝经得到表4-9资料。

> 问题2.4 计算表4-9中各层的χ^2、OR及OR的95% CI。将各层OR和表4-7计算的OR进行比较,并判断年龄是否为混杂因素。

表4-9 按年龄分层后绝经与乳腺癌的关系

年龄	绝经	病例组	对照组	χ^2	OR	OR 95% CI
40~45	否	278	314			
	是	65	83			
45~50	否	334	323			
	是	149	197			
50~55	否	240	193			
	是	391	467			
55以上	否	35	38			
	是	1374	1526			
合计		2866	3141			

> 问题2.5 假设各层OR的齐性检验结果显示差异无统计学意义,进一步计算年龄调整的OR_{MH}及OR_{MH}的95%CI,并与表4-7计算的OR值进行比较,解释年龄混杂作用调整的意义。
> 问题2.6 在病例对照研究中用哪些方法来预防和控制混杂作用?

课题三:中国人群中乙型肝炎病毒感染与非酒精性脂肪肝关系研究

近年来,随着我国肥胖、2型糖尿病和高脂血症患病率的急剧上升,非酒精性脂肪肝(non-alcoholic fatty liver disease,NAFLD)逐渐成为我国主要的肝病之一。众所周知,乙型肝炎病毒(hepatitis B virus,HBV)感染是我国肝硬化和原发性肝癌发病的主要原因之一。我国人群的血清阳性率接近10.9%,为探讨中国人群中HBV感染与NAFLD的关联,开展如下研究。

研究对象来自医院,排除具有以下任一情况的患者:①恶性肿瘤、艾滋病、器官衰竭、妊娠或哺乳;②无完整数据;③胆道疾病、肝脓肿或肝囊肿。NAFLD组的纳入标准:符合中国NAFLD诊断标准的新发病例。对照组纳入标准:与病例组来源于同一科室,同一时间入院,且经腹部彩色超声检查证实未患有脂肪肝的患者。经过对电子病例系统的检索和相关数据的分析、筛选和整理，病例组共纳入 498 例患者；对照组共纳入 1791 例患者。

资料收集：根据研究目的从医院的电子病历数据库中收集患者以下信息：年龄、性别、受教育程度、吸烟习惯、体重指数（BMI）、收缩压和舒张压、空腹血糖、丙氨酸氨基转移酶、天冬氨酸氨基转移酶、γ-谷氨酰转移酶、碱性磷酸酶、总胆红素、胆汁酸、三酰甘油、低密度脂蛋白胆固醇、高密度脂蛋白胆固醇、载脂蛋白（Apo）E 等结果，研究对象的基本情况见表 4-10。

问题 3.1 从表 4-10 中，各指标比较运用的是什么统计分析方法？结果有无统计学意义？

表 4-10 研究人群的基本情况

研究特征	病例组（n=498）	对照组（n=1791）	P
人口学特征			
年龄[M（P_{25}，P_{75}），岁]	55（46~65）	59（47~67）	0.013
男性患者[n（%）]	207（41.6）	724（40.4）	0.646
受教育程度			0.727
文盲/小学[n（%）]	97（19.5）	373（20.8）	
初中/高中[n（%）]	281（56.4）	977（54.6）	
大学及以上[n（%）]	120（24.1）	441（24.6）	
BMI[M（P_{25}，P_{75}），kg/m^2]	26.0（24.0~28.0）	22.6（20.6~24.6）	<0.01
临床特征			
收缩压[M（P_{25}，P_{75}），mmHg]	130（120~141）	127（118~140）	<0.01
舒张压[M（P_{25}，P_{75}），mmHg]	80（74~89）	78（70~85）	<0.01
患 2 型糖尿病[n（%）]	155（31.1）	283（15.8）	<0.01
高血压[n（%）]	205（41.2）	537（30.0）	<0.01
冠心病[n（%）]	88（17.7）	373（20.8）	0.120
吸烟习惯[n（%）]			0.531
从不吸烟	396（79.5）	1458（81.4）	
以前吸烟	19（3.8）	71（4.0）	
正在吸烟	83（16.7）	262（14.6）	
实验室检查[M（P_{25}，P_{75}）]			
空腹血糖（mmol/L）	5.77（4.97~7.37）	5.00（4.56~5.65）	<0.01
丙氨酸氨基转移酶（U/L）	29（19~51）	17（12~24）	<0.01
天冬氨酸氨基转移酶（U/L）	24（20~36）	21（17~25）	<0.01
碱性磷酸酶（U/L）	79（65~95）	74（61~89）	0.004
γ-谷氨酰转移酶（U/L）	35（23~65）	19（14~28）	<0.01
总胆红素（μmol/L）	10.8（8.5~13.8）	10.7（8.2~13.5）	0.330
胆汁酸（μmol/L）	3.6（2.2~6.0）	3.3（1.9~5.8）	0.895
三酰甘油（mmol/L）	1.91（1.32~2.68）	1.14（0.84~1.62）	<0.01
总胆固醇（mmol/L）	4.83（4.20~5.56）	4.51（3.90~5.20）	<0.01
低密度脂蛋白胆固醇（mmol/L）	2.89（2.28~3.47）	2.56（2.03~3.10）	<0.01
高密度脂蛋白胆固醇（mmol/L）	1.08（0.92~1.27）	1.20（1.00~1.45）	<0.01
ApoE（mg/L）	40.3（34.3~47.2）	36.1（30.8~42.6）	<0.01

问题 3.2　此研究中可能存在什么偏倚？怎么控制？

　　HBV 感染和 NAFLD 的关联方向和关联强度由多因素 Logistic 回归分析确定，同时，为进一步控制混杂因素对研究结果的潜在影响，使用倾向性评分匹配分析和调整分析。使用多因素 Logistic 回归分析计算每例患者的倾向性评分值；纳入该多因素 Logistic 回归分析的变量为年龄、性别、BMI、糖尿病、高血压、吸烟习惯、空腹血糖、丙氨酸氨基转移酶、天冬氨酸氨基转移酶、γ-谷氨酰转移酶、碱性磷酸酶、三酰甘油、低密度脂蛋白胆固醇、高密度脂蛋白胆固醇和 ApoE；使用的匹配方法为 1∶1 最邻近匹配。

　　当未调整任何混杂因素的时候，HBV 感染能明显降低 NAFLD 的发病风险（OR=0.57，95% CI：0.39～0.84）。当对混杂因素进行不同水平的调整时，HBV 感染能明显降低 NAFLD 的发病风险。在进行倾向性评分匹配之后，病例组中的 397 例患者与对照组的 397 例患者成功配对。倾向性评分匹配分析（OR=0.54，95%CI：0.34～0.87），均支持 HBV 感染与 NAFLD 之间的负关联。

问题 3.3　此研究进行的多因素 Logistic 回归分析及倾向性评分匹配分析的作用是什么？主要是控制哪种偏倚？

问题 3.4　从本研究中可以得出什么结论？尚需做何种研究以进一步检验 HBV 感染与 NAFLD 之间的因果关系？

课题四：先天性心脏病危险因素研究

　　先天性心脏病是新生儿最常见的先天性畸形，病因学尚不明确，严重威胁患儿健康，近几年来虽然发病率有所降低，但随着人们对健康重视程度的增加，已经受到社会的广泛关注。有人进行了以下研究。研究对象①病例组：随机选择某院 2014 年 1 月至 2017 年 12 月住院手术的先天性心脏病（除外卵圆孔未闭及单纯动脉导管未闭）患儿 282 例。②对照组：随机选择该市同一时期出生的 362 名健康新生儿，均经临床及超声心动图检查除外先天性心脏病。两组患儿年龄、性别比较未见统计学差异（$P>0.05$），具有可比性。培训合格的调查员，采用自制的调查问卷，对患儿亲生父亲和（或）母亲在手术前采用面对面问卷调查与查阅病历相结合的方式进行调查。调查内容①患儿资料：出生时间、出生地点、性别、是否早产等；②父母资料：生育年龄、生活环境、文化程度、孕早期用药情况、患病情况及吸烟史等；③家族遗传史：有无家族遗传性疾病尤其是先天性心脏病及既往缺陷儿生育史，部分结果如表 4-11。

表 4-11　父母危险因素暴露与先天性心脏病的关系

组别	例数	服用药物		病毒感染		接触有机溶剂		烫染发		工作环境暴露	
		是	否	是	否	是	否	是	否	是	否
对照组	362	16	346	10	352	25	337	17	345	23	339
病例组	282	49	233	23	259	43	239	35	247	47	235

问题 4.1　利用表 4-12 数据进行分析，哪些因素与先天性心脏病有关系？

问题 4.2　如有关联，进一步分析关联强度大小及其 95%CI。

问题 4.3　从本研究中可以得出什么结论？

课题五：药物与疾病关系的病例对照研究

　　某研究者采用病例对照研究设计对比分析了不同来源研究对象估计某些因素与几种疾病关系的研究结果，一个以社区人群为研究对象（病例和对照均来自于社区人群），另一个以该社区医院病例为研究对象（病例和对照均来自于医院）。表 4-12 为药物与疾病关系的病例对照研究的 OR 值。

表 4-12　不同来源研究对象估计药物与疾病关系 OR 值

药物	疾病/症状	研究对象	
		社区人群	医院病例
水杨酸类药	过敏	1.15	0.18
	疲乏	2.09	0.72
轻泻药	运动骨骼系统疾病	1.53	5.07
	风湿病性关节炎	1.48	5.00
安眠药	循环系统疾病	6.38	3.27
维生素类药	过敏	1.76	0.00
	外伤	0.61	1.92
心脏病类药	循环系统疾病	30.65	19.17
	关节炎风湿病	3.46	49.92

问题 5.1　如何解释表 4-13 中两种不同来源研究对象研究结果的差异？其可能的原因是什么？

问题 5.2　根据表 4-13 资料，与以社区人群为研究对象相比，对以医院为研究对象研究结果所产生的偏倚大小与方向予以测量。

问题 5.3　在流行病学研究过程中，如何控制该种偏倚？

课题六：孕妇腹部 X 线暴露与儿童白血病之间关系研究

为了研究孕妇腹部 X 线暴露与儿童白血病之间的关系，有学者选择了某地儿童医院患白血病的 251 名住院儿童作为病例组，选择了在同一医院住院、相同社会阶层、同一年龄组、相同出生地的 251 名其他病患病儿童作为对照组，进行了病例对照研究。两者皆以相同调查表、经过相同培训的调查员、以相同询问方式调查母亲腹部 X 线暴露情况，结果见表 4-13。同时为了了解研究对象所提供的过去暴露史的准确性，对部分研究对象比较了医院病历记录 X 线照射史与母亲回忆 X 线照射史，结果见表 4-14。

表 4-13　孕妇腹部 X 线暴露与儿童白血病之间的关系

暴露情况	病例组（%）	对照组（%）	合计
暴露	72（28.7）	58（23.1）	130
非暴露	179（71.3）	193（76.9）	372
合计	251	251	502

表 4-14　不同方法获得的孕妇腹部 X 线照射史的比较

暴露情况	照射 X 线人数	未照射 X 线人数	不清楚人数	合计
暴露	24	10	3	37
非暴露	2	31	5	38
合计	26	41	8	75

问题 6.1　根据表 4-14 资料，分析孕妇腹部 X 线暴露与儿童白血病之间的关系。

问题 6.2　根据表 4-15 资料，以照射 X 线与未照射 X 线为依据，计算患儿母亲对暴露史回忆的灵敏度与特异度。

课题七：饮酒与高血压关系研究

为了研究饮酒与高血压之间的关系，某课题组在社区人群筛检的基础上，随机选择了 244 名高血压新病例作为病例组及 493 名正常人作为对照组，进行了病例对照研究。调查了研究对象过去饮酒情况，同时还调查了年龄、性别、体重指数（BMI>24kg/m² 为超重）等变量。病例组采取当面询问其饮酒情况的方法，但对照组采用信函调查的方法，结果见表 4-15。

表 4-15 饮酒与高血压之间的关系

饮酒	病例组	对照组	合计
是	113	161	274
否	131	332	463
合计	244	493	737

考虑到在分析饮酒与高血压之间的关系时，体重指数可能是潜在的混杂因素，故需对其加以分析判断，表 4-16 和表 4-17 是对体重指数（F）与高血压（D）和饮酒（E）的关系的分析。

表 4-16 饮酒与体重的关系

饮酒	超重	不超重	合计
是	98	176	274
否	214	249	463
合计	312	425	737

表 4-17 体重与高血压之间的关系

体重	高血压	对照组	合计
超重	120	192	312
不超重	124	301	425
合计	244	493	737

【本章习题】

一、A_1 型题（每道考题下面有 A、B、C、D、E 五个备选答案，请从中选择一个最佳答案）

1. 病例对照研究中，下列哪组病例最佳
   A. 现患病例
   B. 死亡病例和新发病例
   C. 死亡病例和现患病例
   D. 新发病例
   E. 罕见病例

2. 比值比主要应用于
   A. 生态学研究
   B. 病例对照研究
   C. 描述性研究
   D. 队列研究
   E. 实验性研究

3. 病例对照研究中，OR 的含义是
   A. 病例组的暴露比值与对照组的暴露比值之比
   B. 病例组的发病率与对照组的发病率之比
   C. 病例组的暴露比值与对照组的暴露比值之差
   D. 对照组的暴露比值除以病例组的暴露比值
   E. 对照组的发病率除以病例组的发病率

4. 对研究所需指标或数据进行测定或测量时产生的偏倚为
   A. 诊断怀疑偏倚
   B. 信息偏倚
   C. 易感性偏倚
   D. 入院率偏倚
   E. 选择偏倚

5. 在某些情况下，用病例对照研究方法估计暴露和疾病的联系可能比队列研究方法更好，其原因是
   A. 可以确定因果联系
   B. 更容易估计随机误差
   C. 适于研究罕见病
   D. 容易区分混杂偏倚
   E. 选择偏倚少

6. 病例对照研究中，调查对象应当是
   A. 病例组和对照组均是患某种疾病的人
   B. 病例组为确定患某种疾病的人，对照组为怀疑患该种疾病的人
   C. 病例组选择怀疑患某种疾病的人，对照组选择未患该种疾病的人
   D. 病例组为确定患某种疾病的人，对照组为不患该种疾病的人
   E. 病例组和对照组均是怀疑患某种疾病的人

7. 病例对照研究的性质是
   A. 前瞻性研究
   B. 横断面研究
   C. 回顾性研究
   D. 生态学研究
   E. 实验性研究

8. 在病例对照研究中，匹配过头会造成
   A. 对研究结果无影响
   B. 低估暴露因素的作用
   C. 提高研究效率
   D. 高估暴露因素的作用
   E. 不确定

9. 在估计病例对照研究的样本含量时，不需要下列哪项参数
   A. OR
   B. 对照组暴露率
   C. χ^2 值
   D. RR
   E. 把握度

10. 病例对照研究与队列研究的共同点是
    A. 前瞻性的
    B. 从因到果
    C. 检验病因假设的强度相近
    D. 设立比较组
    E. 回顾性

11. 就大多数病例对照研究而言，它们不具备下列哪种特点
    A. 可估计比值比
    B. 估计暴露史时可能出现偏倚
    C. 可计算发病率
    D. 耗资较少
    E. 出结果快

12. 病例对照研究中，使用新发病例的主要优点是
    A. 对象容易配合
    B. 病例好募集
    C. 需要的样本量较小
    D. 减小回忆偏倚，并具有代表性
    E. 出结果快

13. 以下哪项不属于控制病例对照研究混杂偏倚的措施
    A. 选择对照组时尽量使其年龄、性别的构成与病例组保持一致
    B. 分层分析法计算 OR 值
    C. 使调查员不知道研究的假设
    D. 采用匹配方式选择对照
    E. 多因素分析

二、B₁ 型题（以下提供若干组考题，每组考题共用在考题前列出的 A、B、C、D、E 五个备选答案。请从中选择一个与问题关系最密切的答案。某个备选答案可能被选择一次、多次或不被选择。）

（1~3 题共用备选答案）

    A. 危险因素   B. 无关因素

    C. 混杂因素   D. 保护因素

    E. 暴露因素

1. 在一项病例对照研究中，计算出某研究因素的 OR 值的 95%可信区间为 0.3~0.75，那么该研究因素可能为

2. 在一项病例对照研究中，计算出某研究因素的 OR 值的 95%可信区间为 0.8~1.275，那么该研究因素可能为

3. 在一项病例对照研究中，计算出某研究因素的 OR 值的 95%可信区间为 1.3~1.75，那么该研究因素可能为

（4~6 题共用备选答案）

    A. 混杂偏倚   B. 失访偏倚

    C. 入院率偏倚   D. 回忆偏倚

    E. 暴露偏倚

4. 病例对照研究中匹配设计主要是为了控制

5. 病例对照研究中选择新发病例主要是为了控制

6. 病例对照研究中从社区中选择研究对象主要是为了控制

（7~9 题共用备选答案）

    A. 混杂偏倚   B. 失访偏倚

    C. 入院率偏倚   D. 奈曼偏倚

    E. 暴露偏倚

7. 现患病例-新发病例偏倚是指

8. 检出症候偏倚是指

9. 伯克森偏倚是指

三、A₂ 型题（每一道考题是以一个小案例出现的，其下面都有 A、B、C、D、E 五个备选答案，请从中选择一个最佳答案）

1. 为探索新生儿黄疸的病因，某研究者选择了 100 例确诊为新生儿黄疸的病例，同时选择了同期同医院确诊没有黄疸的新生儿 100 例，然后查询产妇的分娩卡片，了解其妊娠期间与分娩过程的各种暴露情况，这种研究属于

    A. 横断面调查   B. 病例对照研究

    C. 回顾性队列研究   D. 队列研究

    E. 实验性研究

2. 为了评估高血压在 2 型糖尿病合并肾病中的作用，回顾性分析了按年龄、性别、种族、居住地匹配的两组 2 型糖尿病患者，其中一组为非蛋白尿组（尿蛋白＜300mg/24h，$n=106$），另一组为蛋白尿组（尿蛋白≥500mg/24h，$n=106$）。回顾性分析了出现蛋白尿之前高血压的患病情况，分析显示：高血压与蛋白尿的比值比（OR）及其 95%可信区间为 2.00（1.17~3.43）。正确的结论是

    A. 高血压与蛋白尿发生无统计学联系

    B. 蛋白尿组高血压的发病率高于非蛋白尿组

    C. 高血压可减少蛋白尿发生的危险，高血压是蛋白尿发生的保护因素

    D. 高血压可增加蛋白尿发生的危险，高血压是蛋白尿发生的危险因素

    E. 蛋白尿组高血压的发病率低于非蛋白尿组

3. 为了估计高血压患者死于脑卒中的危险性，进行了一项配比病例对照研究（病例组为脑卒中死亡者，暴露因素为高血压）。病例组与对照组按年龄和性别进行配对，共 110 对。病例组与对照组均有高血压者 50 对，两组均无高血压者 10 对，病例组有高血压而对照组无高血压者 30 对，其余为对照组有高血压而病例组无高血压者。OR 值为

    A. 1.50   B. 2.00

    C. 3.00   D. 3.40

    E. 5.00

4. 为研究肺癌的病因，将肺癌病例与非肺癌对照按年龄、性别、职业及文化程度进行配比，然后对两组观察对象吸烟情况进行比较。这是一种什么性质的研究

    A. 横断面调查   B. 病例对照研究

    C. 回顾性队列研究   D. 队列研究

    E. 实验性研究

5. 在研究冠心病危险因素的病例对照研究中，所选择的对照不能包括

    A. 高血压患者   B. 白内障患者

    C. 消化性溃疡患者   D. 胆结石患者

    E. 外科骨折患者

6. 选择 100 例肺癌患者和 200 例对照进行吸烟与肺癌关系的病例对照研究，调查发现 100 例患者中有 50 人吸烟，200 例对照中也有 50 人吸烟。估计肺癌与吸烟的相对危险度是

    A. 2.0   B. 1.5

    C. 2.5   D. 3.0

    E. 4.0

7. 一项雌激素与子宫内膜癌关系的配对病例对照研究，共 63 对。病例组与对照组两组均有

雌激素暴露史者 27 对。两组均无暴露史者 4 对，病例组有暴露史而对照组无暴露史者 29 对，其余为对照组有暴露而病例组无暴露史者。OR 值为
A. 10.67　　　　B. 9.67
C. 1.24　　　　D. 4.47
E. 14.00

8. 在吸烟与胃癌的病例对照研究中，如果对照组中选入过多的胃溃疡患者，可能会
A. 低估 OR 值　　B. 高估 OR 值
C. 高估 RR 值　　D. 对结果无影响
E. 低估 RR 值

9. 一项吸烟与肺癌关系的病例对照研究结果显示：$P<0.05$，OR=3.3，正确的结论为
A. 对照组肺癌的患病率明显大于病例组
B. 病例组肺癌的患病率明显大于对照组
C. 不吸烟者发生肺癌的可能性明显小于吸烟者
D. 病例组发生肺癌的可能性明显大于对照组
E. 无法判断

四、A_3 型题（以下提供若干个案例，每个案例下设若干道考题。请根据答案所提供的信息，在每一道考题下面的 A、B、C、D、E 五个备选答案中选择一个最佳答案）

（1～5 题共用题干）

有人在 1982～1984 年进行了一次有关食管癌的病例对照研究。病例为 1982 年 2 月到 1984 年 5 月在某市级医院诊断的男性食管癌患者，对照是从人群选取的样本。对两组研究对象都进行访问调查，询问了有关饮食等方面的情况，其中包括饮酒情况。信息如下：病例组 200 人，其中 96 人饮酒 80g/d 以上，104 人饮酒 0～79g/d。对照组 775 人，其中 109 人饮酒 80g/d 以上，666 人饮酒 0～79g/d。

1. x^2 值为
A. 110.25　　　　B. 1.46
C. 6.54　　　　D. 5.64
E. 90.64

2. OR 值为
A. 8.25　　　　B. 1.46
C. 6.54　　　　D. 5.64
E. 10.64

3. 据此认为饮酒可能是食管癌的
A. 危险因素　　B. 无关因素
C. 混杂因素　　D. 保护因素
E. 暴露因素

4. 该项病例对照研究中不会出现的偏倚是
A. 混杂偏倚　　B. 失访偏倚
C. 入院率偏倚　　D. 奈曼偏倚
E. 暴露偏倚

5. 如果对照组中选入过多的喜爱吃大蒜的人，可能会
A. 低估 OR 值　　B. 高估 OR 值
C. 高估 RR 值　　D. 对结果无影响
E. 低估 RR 值

五、X 型题（由一个题干和 A、B、C、D、E 五个备选答案组成，题干在前，选项在后。请从五个备选答案中选出两个或两个以上的正确答案，多选、少选、错选均不得分）

1. 病例对照研究中常见的偏倚有
A. 混杂偏倚　　B. 失访偏倚
C. 入院率偏倚　　D. 奈曼偏倚
E. 暴露偏倚

2. 在估计病例对照研究的样本含量时，哪些参数要考虑
A. OR　　　　B. 对照组暴露率
C. x^2 值　　　D. RR
E. 把握度

六、思考题

1. 病例对照研究中匹配的目的及匹配过度对研究结果有何影响？
2. 病例对照研究中影响样本大小的因素主要有哪些？
3. 在病例对照研究中如何合理地选择对照？
4. 病例对照研究的主要优点有哪些？
5. 简述病例对照研究中的主要偏倚。
6. 简述病例对照研究的主要实施步骤。

（王萍玉　崔晓娜）

实习 5 实验流行病学研究

【实习目的】

知识目标：掌握实验流行病学的概念、基本原理、特点及分类，临床试验的设计与实施步骤；了解现场试验的资料整理分析，了解多中心临床试验等前沿拓展知识。

能力目标：合理应用实验流行病学研究方法探索疾病的病因和评价干预措施的效果。

素质目标：尊重以人为研究对象的医学伦理学原则，养成实验流行病学研究的科学思维方式。

【本实习概要】

实验流行病学（experimental epidemiology）研究是以人群为研究对象的实验研究，又称流行病学实验（epidemiologic experiment）或干预研究（intervention study）。研究者根据研究目的，按照预先确定的研究方案将研究对象随机分配到实验组和对照组，人为地施加或减少某种处理因素，然后追踪观察处理因素的作用结果，比较和分析两组人群的结局，从而判断处理因素的效果。本章学习要求见图 5-1。

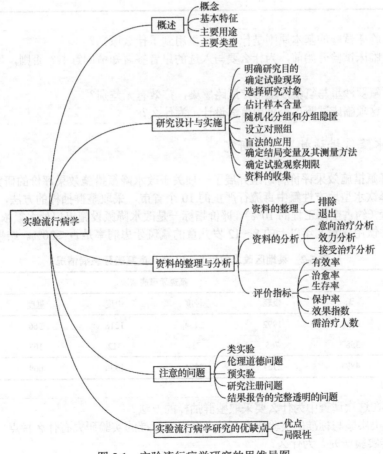

图 5-1 实验流行病学研究的思维导图

【案例分析】

课题一：细菌性尿路感染的疗效研究

临床上为了考核"氟罗沙星与氧氟沙星治疗细菌性尿路感染"的治疗效果，现拟开展一项临床试验研究。研究对象的入选标准及结果如下：

1. 确定研究对象的选择标准

入选标准：患有尿路感染的患者，并且同意接受试验者。

排除标准：患有严重的脏器功能不全者，感染严重者，怀孕和哺乳妇女及对喹诺酮类药物有过敏史者。

2. 临床试验开始前，首先与试验对象签署知情同意书。

3. 本研究共收集 115 名合格的患者进入试验。按随机化原则将研究对象分成两组（实验组和对照组），一组接受氟罗沙星治疗，一组接受氧氟沙星治疗。全部患者经一个疗程的治疗后分析疗效。结果见表 5-1。

表 5-1　氟罗沙星与氧氟沙星治疗细菌性尿路感染的疗效观察

分组	有效	无效	合计
氟罗沙星组	50	8	58
氧氟沙星组	48	9	57
合计	98	17	115

问题 1.1　临床试验的基本原则是什么？这里用到了什么原则？

问题 1.2　临床试验开始前，为什么要与入选的患者签署知情同意书？否则，可能会面临什么问题？

问题 1.3　氟罗沙星与氧氟沙星治疗尿路感染，疗效有无差别？

问题 1.4　这项临床试验可否采用盲法设计，为什么？

课题二：改水降氟措施效果评价研究

中国改水降氟措施效果评价科研组开展了一项关于改水降氟措施效果评价的研究。这项研究在全国范围内选择饮水型地方性氟中毒流行严重的 10 个省市，采取整群抽样的方法，共调查了 1960 个改水降氟工程（约占全部工程的 10%）。评价指标一是改水降氟设施出口处水氟浓度≤1mg/L，二是改水后出生并饮用该水 8 年以上的 8～12 岁儿童的氟斑牙患病率是否≤30%。结果见表 5-2。

表 5-2　某地区改水前后 8～12 岁儿童氟斑牙患病情况

改水	氟斑牙患病情况					
	无	极轻	轻度	中度	重度	合计
前	1310	1992	2154	1218	566	7240
后	3587	765	737	312	103	5504
合计	4897	2757	2891	1530	669	12 744

问题 2.1　在这次调查中为什么要采取整群抽样的方法？

问题 2.2　类实验与标准的实验研究有什么区别？标准的实验研究有什么特点？这项研究属于类实验还是标准实验研究？为什么？

问题 2.3　改水前后这些地区 8～12 岁儿童氟斑牙的患病率有无差别？

课题三：多因素预防冠心病的联合试验

WHO 曾在世界多个国家进行了一项有关多因素预防冠心病的联合试验。1971～1977 年，该试验在比利时、意大利、波兰和英国的 80 个工厂的工人中进行。研究初期重点调查了上述地区工厂工人的基线资料，包括吸烟情况、血压、体重和血清胆固醇水平及一般资料等。80 个工厂根据规模、地理位置、工业类型分为可比的 40 对。然后在每一对内，再随机选择一个工厂进行干预。干预措施主要包括戒烟的健康教育、降低血清总胆固醇水平的饮食、体育锻炼、减轻体重及控制高血压等。试验结果表明，总的危险因子暴露减少的越多，心血管疾病的发病率和死亡率降低的幅度越大。该试验还发现，健康教育等干预措施的效果好坏与受教育对象的文化素质密切相关，即文化素质越高，健康教育的效果越好，危险因子的暴露水平降低的也越多。

问题 3.1　本次试验属于什么类型的试验？
问题 3.2　随机的目的是什么？为何要把 80 个工厂根据不同的特征分成可比的 40 对？这样做的目的是什么？
问题 3.3　这次试验研究对你有什么启发？

课题四：冠心病的一级预防试验研究

研究者随机抽取社区人群中年男子共 3 万人进行冠心病的一级预防试验研究。将研究对象分为 3 组，每组 1 万人。一组为干预组，另两组作为对照组，着重分析了干预组的调查资料，在干预组共发放 9956 份调查表，得到 7455 人答复，应答率 74.88%，对干预组中应答者与无应答者的随访资料进行了比较，部分结果见表 5-3。

表 5-3　干预组应答者与无应答者随访死亡人数

死因	应答者（n=7455）	无应答者（n=2501）
冠心病	17	12
肿瘤	10	10
意外事故	5	6
自杀	5	4
其他	14	20
感染	2	5
脑血管疾病	6	1
酒精中毒	2	4
慢性呼吸系统疾病	2	1
非冠心病心脏病	1	3
肝硬化	0	4
肺栓塞	1	0
尿毒症	0	1
消化性溃疡穿孔	0	1
合计	65	72

问题 4.1　根据 7455 例应答者的资料能否反映干预组的情况？为什么？
问题 4.2　可能产生无应答偏倚的原因有哪些？

问题 4.3　如何控制和处理此偏倚？

课题五：妊娠合并糖尿病的疗效研究

根据研究纳入标准及排除标准，选择在某医院接受诊断与治疗的妊娠合并糖尿病患者 94 例，年龄 22～38 岁，按照随机数字表法随机分为实验组和对照组，每组各 47 例。对照组在饮食疗法及运动疗法的基础上给予常规胰岛素治疗；实验组在此基础上加上中医辨证治疗。

问题 5.1　本研究采用了哪种研究方法？
问题 5.2　本次研究方法的基本特征是什么？
问题 5.3　本研究采用的流行病学方法中影响样本量的因素有哪些？

课题六：高血压的干预试验

选取 2017 年 8 月至 2018 年 1 月在某市 4 家社区卫生服务中心居住并已建立健康档案、有高血压诊治及随访记录、未参与血压干预试验的高血压患者。采用单纯随机抽样的方法从上述 4 家社区卫生服务中心的高血压健康档案中抽取 200 例（每个社区 50 例）患者，并依据随机数字表法分为两组，实验组 100 例接受全科医疗干预，对照组 100 例接受自我管理，干预 6 个月。患者均签署知情同意书。

问题 6.1　本次研究采用随机化分组的目的何在？
问题 6.2　设立对照组的必要性是什么？
问题 6.3　为何要制定研究对象的纳入、排除标准？
问题 6.4　本研究存在哪些不足？

课题七：多囊卵巢综合征促排卵的效果研究

有学者进行雷洛昔芬和克罗米芬治疗多囊卵巢综合征促排卵效果的比较研究，旨在寻找一种好的促排卵药物。研究对象：选择在某医院妇产科门诊处就诊的多囊卵巢综合征患者为研究对象，年龄 23～35 岁，根据纳入标准和排除标准，征得患者同意后纳入研究中，病例数共 100 例。将患者按随机原则分为雷洛昔芬组（RAL）51 例，克罗米芬组（CC）49 例。

研究完成情况如下：RAL 组 2 名因月经量少退出试验，1 名因上呼吸道感染、发热退出试验，1 名因个人原因未完成卵泡监测及性激素检查，导致数据不完整，最终排卵成功人数 17 例。CC 组 1 名研究对象因个人原因退出试验，1 名因个人原因未完成卵泡监测及性激素检查，导致数据不完整，最终排卵成功人数 28 例。

问题 7.1　试以意向治疗分析（分别将所有 RAL 即实验组失访周期记为无排卵、CC 组即对照组记为有排卵）进行排卵率的比较分析。
问题 7.2　试以效力分析进行排卵率的比较分析。
问题 7.3　比较意向治疗分析和效力分析结果有无差异。

课题八：阿司匹林治疗心肌梗死的效果研究

有学者研究阿司匹林治疗心肌梗死的效果，将符合纳入标准的心肌梗死患者 300 例，借助随机数字表法随机分为阿司匹林治疗组 155 人，安慰剂组 145 人，观察一段时间，阿司匹林治疗组病死人数为 16 人，安慰剂组病死人数为 41 人。

问题 8.1　计算需治疗量数（NNT），并解释其意义。
问题 8.2　比较两组结果，评价阿司匹林治疗心肌梗死的效果。

【本章习题】

一、A₁型题（每道考题下面有 A、B、C、D、E 五个备选答案，请从中选择一个最佳答案）

1. 下列哪一点是流行病学实验研究不具备的
   A. 须随机化分组
   B. 实验组和对照组是自然形成的
   C. 必须有干预措施
   D. 有严格的平行可比的对照
   E. 是前瞻性研究，必须随访观察实验结果

2. 下列哪项试验不属于流行病学实验研究
   A. 观察性试验   B. 社区试验
   C. 现场试验   D. 临床试验
   E. 干预试验

3. 下列哪项试验不是流行病学实验的特点
   A. 研究对象是来自一个总体的抽象人群并随机化分组
   B. 有平行可比的对照组
   C. 运用危险度的分析和评价
   D. 对实验组人为地施加干预措施
   E. 前瞻性研究，必须直接跟踪研究对象

4. 评价人群疫苗接种效果最关键的指标是
   A. 安全性   B. 种后反应率
   C. 临床表现   D. 保护率
   E. 抗体水平

5. 下列哪项是流行病学实验研究
   A. 评价病例暴露危险因素的比例
   B. 分析危险因素暴露的结局
   C. 探讨病因的线索
   D. 评价某种预防措施的效果
   E. 筛查早期患者

6. 流行病学实验研究最重要的优点是
   A. 随机化分组可提高实验组和对照组的可比性
   B. 实验者可决定干预措施的方案
   C. 盲法试验可提高研究对象的依从性
   D. 流行病学实验研究可以提高评价、预防和治疗等方面干预措施的正确性
   E. 可以控制研究过程的偏倚

7. 流行病学实验研究中下列哪条不是其缺点
   A. 设计严格、实施困难、随访观察花费太大
   B. 盲法不易实施
   C. 随访时间长、研究人群依从性差
   D. 易引起医德和伦理学的争议
   E. 用随机分组很难控制偏倚

8. 流行病学实验研究在选择研究对象时下列哪条是错误的
   A. 选择干预措施对其无害的人群
   B. 选择能将实验坚持到底的人群
   C. 选择预期发病率较低的人群
   D. 选择的对象应能够从实验研究中受益
   E. 选择依从性较好的人群

9. 流行病学实验研究的人群来自
   A. 同一总体的某病患者
   B. 同一总体的健康人
   C. 同一总体的暴露人群和非暴露人群
   D. 同一总体的干预人群和非干预人群
   E. 同一总体的病例人群和非病例人群

10. 流行病学实验具有以下特点
    A. 在动物群中进行实验研究，随机分干预组和对照组
    B. 同一总体实验人群，随机分干预组和对照组
    C. 同一总体中的病例组和对照组，有干预措施
    D. 同一总体的暴露人群和非暴露人群，有干预措施
    E. 同一总体的随机抽样人群，分干预组和对照组

11. 流行病学现场试验中实验组和对照组人群最大的不同点是
    A. 观察指标不同   B. 目标人群不同
    C. 入选标准不同   D. 干预措施不同
    E. 随访方式不同

12. 流行病学实验研究中的盲法是指
    A. 负责安排与控制实验的研究者和研究对象都不知道分组情况
    B. 负责安排与控制实验的研究者和研究对象都不知道实验设计
    C. 负责安排与控制实验的研究者和研究对象都不知道研究结局
    D. 负责安排与控制实验的研究者和研究对象都不知道研究目的
    E. 负责安排与控制实验的研究者和研究对象都不知道如何评价效果

13. 对一种疫苗效果进行双盲研究是指
    A. 设计者和观察者都不知道哪些受试者接受疫苗，哪些受试者接受安慰剂
    B. 观察者和受试者都不知道哪些受试者接受疫苗，哪些受试者接受安慰剂
    C. 受试者和设计者都不知道哪些受试者接受疫苗，哪些受试者接受安慰剂

D. 观察者和受试者都不知道是什么疫苗

E. 观察者和受试者都不知道安慰剂的性质

14. 流行病学实验研究最常用的分析指标是

    A. 发病率、治愈率、死亡率

    B. 发病率、治愈率、保护率

    C. 发病率、死亡率、有效率

    D. 发病率、病死率、有效率

    E. 发病率、流行率、有效率

15. 下列哪项是流行病学实验研究的优点

    A. 可计算相对危险度和归因危险度

    B. 能够及早治疗患者或预防和控制疾病

    C. 可平衡和控制两组的混杂因素，提高两组可比性

    D. 易于控制失访偏倚

    E. 省时、省钱、省力，可进行罕见病的研究

16. 下列哪项不是流行病学实验研究的缺点

    A. 设计和实验条件高、控制严、难度大

    B. 样本量大、随访时间长、易失访

    C. 依从性不易做得很好，影响结果评价

    D. 其研究结果的科学价值不如分析性研究方法

    E. 花费人力、物力、财力，有时还可涉及医德问题

17. 用双盲法进行临床试验可以减少

    A. 选择偏倚　　　　B. 信息偏倚

    C. 入院率偏倚　　　D. 混杂偏倚

    E. 志愿性偏倚

18. 下列哪项指标不能用于流行病学实验研究评价

    A. 患病率　　　　　B. 治愈率

    C. 效果指数　　　　D. 保护率

    E. 有效率

19. 评价疫苗预防接种效果的流行病学指标是

    A. 患病率　　　　　B. 续发率

    C. 保护率　　　　　D. 死亡率

    E. 生存率

20. 下列哪项不属于流行病学研究中常用的病因学研究方法

    A. 现况调查　　　　B. 病例对照研究

    C. 动物实验研究　　D. 队列研究

    E. 实验流行病学研究

二、B_1 型题（以下提供若干组考题，每组考题共用在考题前列出的 A、B、C、D、E 五个备选答案。请从中选择一个与问题关系最密切的答案。某个备选答案可能被选择一次、多次或不被选择。）

（1～2 题共用备选答案）

    A. 罹患率、患病率

    B. 病死率、死亡率

    C. 相对危险度、特异危险度

    D. 有效率、治愈率

    E. 抗体阳转率、保护率

1. 对儿童接种乙肝疫苗后，评价效果可选用的指标是

2. 某地进行某药治疗高血压的临床试验，疗效评价时可选用的指标是

（3～6 题共用备选答案）

    A. 治疗好转的例数/病例数×100%

    B. 治愈人数/病例数×100%

    C. 随访 5 年尚存活的病例数/观察满 5 年的总病例数×100%

    D. 对照组发病（死亡）率/实验组发病（死亡）率×100%

    E. [对照组发病（死亡）率–实验组发病（死亡）率]/对照组发病（死亡）率×100%

3. 治愈率为

4. 效果指数为

5. 保护率为

6. 5 年生存率为

（7～9 题共用备选答案）

    A. 在易感儿童中进行疫苗接种的效果观察

    B. 在碘缺乏地区进行碘盐的实验和对照组实验

    C. 在医院评价某种新疗法的效果

    D. 在流行性脑脊髓膜炎流行区儿童中广泛进行中草药漱口的预防效果观察

    E. 孕妇抽烟情况对新生儿发育影响的观察

7. 属于临床试验的是

8. 属于现场试验的是

9. 属于社区试验的是

三、A_2 型题（每一道考题是以一个小案例出现的，其下面都有 A、B、C、D、E 五个备选答案，请从中选择一个最佳答案）

1. 某药治疗高血压患者 100 例，观察一个疗程 1 个月，服药后血压 70%降至正常且无不良反应，下列哪个结论正确

    A. 该药有效

    B. 很难下结论，因为观察时间太短

    C. 样本太小不能下结论

    D. 尚不能下结论，因为没有进行统计学检验

    E. 不能做结论，因为未设平行可比的对照组

2. 随机选择 5 所幼儿园小班儿童进行某疫苗的预防效果观察，随访 3 年结果表明 85%的免疫接种者未发生该病，由此研究者认为

A. 该疫苗预防效果欠佳，仍有 15% 儿童生病

B. 该疫苗预防有效，可保护 85% 儿童不生病

C. 不能下结论，因为 3 年观察时间不够

D. 不能下结论，因为未进行统计学检验

E. 不能下结论，因为未设对照组

3. 现有新型流感疫苗，为了评价其免疫效果，你准备选择的观察人群为

A. 抗体水平高的人群

B. 交通不发达的山区人群

C. 预测发病率低的人群

D. 预测发病率高的人群

E. 依从性好的人群

4. 脊髓灰质炎活疫苗试验结果表明：接种疫苗组儿童脊髓灰质炎的发病率是 16/10 万，接受安慰剂组儿童脊髓灰质炎的发病率是 57/10 万，因此该疫苗的保护率是

A. 79%　　　B. 61%　　　C. 72%

D. 45%　　　E. 90%

5. 随机选择 2 岁组儿童 1000 名进行免疫接种预防某病的试验，观察了 10 年，结果表明 80% 的免疫接种者未患病，由此，研究者认为

A. 不能下结论，因为未设对照组

B. 不能下结论，因为未进行统计学检验

C. 不能下结论，因为 10 年观察时间不够长

D. 该疫苗预防有效，因为有较高的免疫率

E. 该疫苗预防有效，因为有较大的样本量

四、A₃ 型题（以下提供若干个案例，每个案例下设若干道考题。请根据答案所提供的信息，在每一道考题下面的 A、B、C、D、E 五个备选答案中选择一个最佳答案）

（1～2 题共用题干）

为评价水痘疫苗的流行病学效果，其随访结果为接种组 400 人，其中发病 10 人，对照组 600 人，其中发病 90 人。

1. 该疫苗的保护率是

A. 80%　　　B. 83.3%　　　C. 90%

D. 92.5%　　　E. 78.5%

2. 该疫苗的效果指数是

A. 6　　　　B. 7　　　　C. 8

D. 9　　　　E. 5

五、X 型题（由一个题干和 A、B、C、D、E 五个备选答案组成，题干在前，选项在后。请从五个备选答案中选出两个或两个以上的正确答案，多选、少选、错均不得分）

1. 与描述性和分析性研究相比，流行病学实验具有的特点有

A. 必须有干预措施

B. 是实验方法而非观察性方法

C. 实验的性质是回顾性的

D. 须随机化分组

E. 实验组与对照组是自然形成的

2. 下列哪些是流行病学实验的范畴

A. 流行病学动物实验

B. 血清流行病学

C. 社区试验

D. 现场试验

E. 治疗试验

3. 流行病学实验的优点有

A. 研究者能根据实验设计选择研究对象

B. 研究者可根据实验设计施加干预措施

C. 研究对象能按随机化分配原则分成干预组和对照组

D. 实验为前瞻性研究

E. 可推算归因危险度

4. 实验效果的主要评价指标有

A. 感染率　　　B. 治愈率　　　C. 病死率

D. 保护率　　　E. 发病率

5. 流行病学实验选择对象时，以下哪几点是正确的

A. 预期发病率高的人群

B. 免疫力低的山区人群

C. 选择能将实验坚持到底的人群

D. 选择依从性好的人群

E. 选择病情较重的人

6. 选择流行病学实验现场，以下哪几点是正确的

A. 人口流动性大的发病率高

B. 人口流动性小，人口相对稳定

C. 当地有较高而稳定的发病率

D. 评价疫苗效果的试验应选择近期内未发生流行的地区

E. 当地医疗卫生条件较差的地区

六、思考题

1. 简述随机对照试验的概念和用途。

2. 举例说明任何 5 种不同研究目的所需要的对照。

3. 举例说明科学性、可行性、伦理性对随机对照试验设计的制约。

4. 简述实验流行病学研究的基本特征。

5. 实验流行病学研究中随访的内容应包括哪些？

6. 临床试验设计应注意哪些问题？

（王萍玉　任蒙蒙）

实习6 筛检与诊断试验

【实习目的】

知识目标：记忆筛检与诊断试验的评价方法及评价指标的计算，受试者工作曲线的概念、用途，提高试验效率的办法；了解试验相关的前沿拓展知识。

能力目标：合理应用筛检和诊断试验评价方法探索最适宜的试验方法。

素质目标：具有正确的筛检与诊断试验的价值判断。

【本实习概要】

筛检或筛查（screening）是针对临床前期或早期的疾病阶段，运用快速、简便的试验、检查或其他方法，将未察觉或未诊断疾病的人群中可能有病或有缺陷，但表面健康的个体，同那些可能无病者鉴别开来的一系列卫生服务措施。筛检阳性者应再通过诊断试验进一步把患者与可疑有病但实际无病的人区分开来，以便延缓疾病发展，使患者得到早期诊断、早期治疗，达到降低疾病的死亡率，改善患者预后的目的，是疾病的二级预防措施。筛检与诊断试验的实施需要认真考虑应用原则，并应注重对试验方法和效果的评价。本章学习要求见图 6-1。

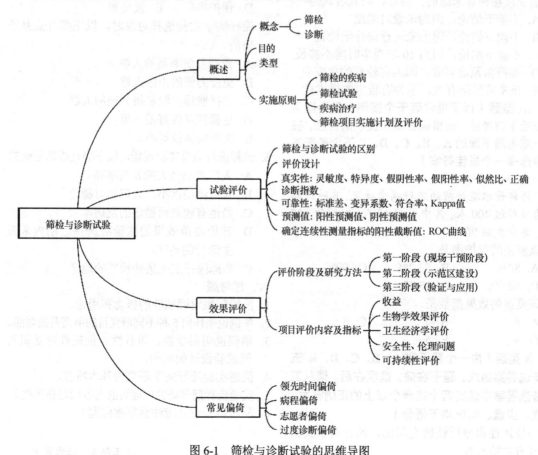

图 6-1　筛检与诊断试验的思维导图

【案例分析】

课题一：肝血吸虫病筛检试验

在某农村用皮肤试验来筛检肝血吸虫病，试验结果见表6-1。

表6-1 皮肤试验筛检肝吸虫病的结果

试验	肝吸虫病		合计
	有	无	
阳性	117	53	170
阴性	8	312	320
合计	125	365	490

问题1.1 试验的灵敏度、特异度、正确指数和预测值是多少？

问题1.2 试验的假阳性和假阴性是多少？假阳性率和假阴性率是多少？

问题1.3 筛检阳性率是多少？人群患病率是多少？

课题二：糖尿病筛检试验

某社区的人口为5万人，现拟用血糖试验来筛检糖尿病。不同的筛检标准及其准确性见表6-2。

表6-2 血糖试验不同筛检标准的准确性

筛检标准（mg/dl）	灵敏度（%）	特异度（%）
≥130	81.4	82.4
≥180	50.0	99.8

问题2.1 按下面三种假设条件，分别列出四格表，通过计算填入相应数字，并计算预测值。

假设条件一：社区患病率为1.0%，筛检标准为≥130mg/dl。

假设条件二：社区患病率为1.0%，筛检标准为≥180mg/dl。

假设条件三：社区患病率为2.0%，筛检标准为≥180mg/dl。

问题2.2 通过本课题的学习，试总结各项指标间的相互关系。

课题三：肝癌诊断试验

通过检测血清中的甲胎蛋白（AFP）、铁蛋白（SF）或谷氨酰转移酶Ⅱ（GGT-Ⅱ），可以用来诊断肝癌。表6-3列出了这3种方法的准确性。

表6-3 3种血清学试验诊断肝癌的准确性

试验方法	灵敏度（%）	特异度（%）
AFP	59.8	92.5
SF	80.8	50.0
GGT-Ⅱ	90.9	97.1

问题 3.1　如果要在人群中筛检肝癌，用这 3 种方法中的哪种收益将会最大？

问题 3.2　如果某社区有 50 万人口，肝癌的患病率为 20/10 万，在该社区用 GGT-II 来筛检肝癌时，会造成多少假阳性？阳性预测值是多少？它表示什么？

问题 3.3　通过本课题的学习，你有什么启发？

课题四：乳腺癌筛检试验

有人用红外扫描和 X 线摄片两种方法在一批妇女中筛检乳腺癌，结果见表 6-4。

表 6-4　两种方法筛检乳腺癌的结果

试验结果		乳腺癌	
红外扫描	X 线摄片	有	无
+	+	44	26
+	-	5	9
-	+	26	22
-	-	6	2546
合计		81	2603

问题 4.1　根据上表提供的数据，通过计算完成表 6-5。

表 6-5　不同方法筛检乳腺癌时的相应指标/%

	灵敏度	特异度	阳性预测值	阴性预测值
单用红外扫描				
单用 X 线摄片				
并联试验				
串联试验				

问题 4.2　请总结一下并联和串联试验的效应。

问题 4.3　用联合试验在妇女中筛检乳腺癌，应该采用并联还是串联试验？为什么？

课题五：甲状腺功能异常筛检试验

用尿碘和血碘对某镇居民筛检，检查甲状腺功能异常的结果如表 6-6。

表 6-6　尿碘和血碘筛检甲状腺功能异常的结果

筛检结果	甲状腺功能异常	甲状腺功能正常
尿碘阳性，血碘阴性	14	6
尿碘阴性，血碘阳性	46	22
两者均阳性	90	14
两者均阴性	148	15 240
合计	298	15 282

问题 5.1　请分别计算单纯的血碘试验、尿碘试验的灵敏度及特异度，并联试验与串联试验的灵敏度及特异度。

问题 5.2　与单纯某一项筛检试验相比，联合试验的灵敏度和特异度有何改变？

问题 5.3　如果需要主持一项较大规模的甲状腺功能异常的普查工作，应采用某一项试验，还是联合试验中某一组合？为什么？

课题六：血吸虫筛检试验

为了探索一种有效、安全、方便的方法用于大规模现场调查以发现血吸虫感染者，某研究组以整群抽样法，在一血吸虫低度流行区抽取某村 6~65 岁自然人群 465 人，其中无血吸虫病史者 408 人，有血吸虫病史者 57 人。抽中人群要求连续 3 天每天送新鲜粪便样本 30g，同时采取静脉血。粪便用尼龙绢集卵孵化法三送三检，静脉血分离血清后用胶体试纸法进行血清学检查。结果见表 6-7。

表 6-7　受检者血吸虫病史与 2 种筛检方法检测结果

血吸虫病史	例数	集卵孵化法		胶体试纸法	
		阳性数	阴性数	阳性数	阴性数
有	57	3	54	26	31
无	408	10	398	39	369
合计	465	13	452	65	400

问题 6.1　计算两种试验的灵敏度与特异度、假阳性率与假阴性率、正确诊断指数、一致率和 Kappa 值、阳性预测值和阴性预测值。

问题 6.2　试问两种筛检方法中，哪一种更适合用于在大规模人群中筛查血吸虫感染者？为什么？

问题 6.3　如果要在一拥有 2 万人口的社区，血吸虫的感染率为 10%，用胶体试纸条法筛检血吸虫感染者，会造成多少假阳性？阳性预测值是多少？

课题七：骨质疏松筛检试验

SCORE、ORAI、OSTA 是目前骨质疏松筛检常用工具，使用这些工具对我国绝经期妇女进行筛检。筛检结果见表 6-8。

表 6-8　骨质疏松筛检的结果

骨质疏松症	SCORE 法		ORAI 法		OSTA 法		合计
	是	否	是	否	是	否	
是	112	4	87	29	25	91	116
否	148	18	88	78	8	158	166
合计	260	22	175	107	33	249	282

问题 7.1　何谓筛检？试述筛检的目的和应用。

问题 7.2　三个筛检试验的灵敏度、特异度、正确诊断指数分别是多少？

问题 7.3　SCORE 法试验的假阳性率和假阴性率是多少？

问题 7.4　简述筛检试验与诊断试验的区别。

问题 7.5　简述筛检试验中存在的偏倚。

【本章习题】

一、A₁型题（每道考题下面有 A、B、C、D、E 五个备选答案，请从中选择一个最佳答案）

1. 关于筛检的应用正确的是
   A. 在表面健康人群中发现可疑的肺结核患者
   B. 对某幼儿园的一次食物中毒的调查
   C. 对个别发生的肺结核患者进行调查
   D. 调查某学校乙型肝炎感染情况，可不必调查该校的全部学生
   E. 用于早期发现、早期诊断、早期治疗肝癌

2. 关于筛检一般不要求具备的特点是
   A. 灵敏度高   B. 简便、快速
   C. 经济   D. 准确、权威
   E. 安全

3. 影响筛检试验阳性预测值的是
   A. 发病率   B. 患病率
   C. 罹患率   D. 死亡率
   E. 治愈率

4. 下列说法正确的是
   A. 特异度也称真阴性率
   B. 特异度也称假阴性率
   C. 特异度也称真阳性率
   D. 特异度也称假阳性率
   E. 特异度与灵敏度之和等于符合率

5. 关于诊断试验的论述正确的是
   A. 灵敏度是指新诊断方法检测出的阴性人数中真正患者所占的比例
   B. 特异度是指在"金标准"确诊的非患者中用新诊断方法检测出的阳性人数所占的比例
   C. 真实性是指在"金标准"确诊的患者中用新诊断方法检测出的阳性人数所占的比例
   D. 误诊率是指在新诊断方法检测出的所有阳性人数中，误判为患者的比例
   E. 漏诊率是指在"金标准"确诊的患者中用新诊断方法误判为阴性的比例

6. 为提高诊断试验的特异度，可采用
   A. 平行试验
   B. 系列试验
   C. 先平行后系列试验
   D. 选择患病率高的人群
   E. 选择个体变异小的人群

7. 诊断试验的真实性是指
   A. 重复多次试验获得相同结果的稳定程度
   B. 试验结果中真正有无疾病的概率
   C. 受试者的测定值与实际值的符合程度
   D. 观察者对结果判断的一致程度
   E. 诊断试验的随机误差

8. 关于受试者工作特征曲线（ROC 曲线）的论述下列哪项不正确
   A. ROC 曲线可表示灵敏度与特异度的关系
   B. ROC 曲线常被用来直观地确定诊断试验的最佳截断值
   C. ROC 曲线是以灵敏度为纵坐标，特异度为横坐标
   D. 用 ROC 曲线确定最佳截断值处，其灵敏度和特异度均较好，误诊率和漏诊率均较低
   E. 对同一种疾病的不同诊断方法进行比较时，若将各试验的 ROC 曲线绘制到同一坐标图中，则 ROC 曲线下面积最大的试验其真实性最佳

9. 试验标准确定后，诊断结果的阳性预测值取决于
   A. 灵敏度   B. 特异度
   C. 患病率   D. 符合率
   E. 约登指数

10. 对漏诊后果严重的疾病，要求筛检试验
    A. 灵敏度高   B. 灵敏度低
    C. 特异度高   D. 特异度低
    E. 符合率高

二、B₁型题（以下提供若干组考题，每组考题共用在考题前列出的 A、B、C、D、E 五个备选答案。请从中选择一个与问题关系最密切的答案。某个备选答案可能被选择一次、多次或不被选择）

（1～5 题共用备选答案）
   A. 灵敏度
   B. 特异度
   C. 灵敏度和特异度
   D. 灵敏度升高，特异度降低
   E. 灵敏度降低，特异度升高

1. 真阳性率
2. 真阴性率
3. 用来评价试验的真实性
4. 系列试验与单一试验比较
5. 平行试验与单一试验比较

（6～10 题共用备选答案）
   A. 并联   B. 串联
   C. 可靠性   D. 阳性预测值

E. 阴性预测值

6. 一系列试验中所有试验均为阳性，其结果才判为阳性

7. 一系列试验中任何一试验呈阳性，其结果即判为阳性

8. 运用同一方法在相同条件下重复多次试验得到相同结果的程度

9. 受试者试验结果阳性时患该病的可能性

10. 受试者试验结果阴性时无该病的可能性

三、A₂ 型题（每一道考题是以一个小案例出现的，其下面都有 A、B、C、D、E 五个备选答案，请从中选择一个最佳答案）

1. 假定某病的患病率为 1%，用某项灵敏度为 80%、特异度为 90% 的筛检试验检查 1000 人的人群，则误诊人数为
   A. 99　　　　　　　　　B. 198
   C. 2　　　　　　　　　 D. 891
   E. 107

2. 某社区人口为 1 万人，现拟用血糖试验（≥130mg/dl）来筛检糖尿病。假设该社区人群糖尿病患病率为 10%，其中有 80 例糖尿病患者血糖≥130mg/dl，7900 例非患者血糖<130mg/dl，则该试验的约登指数为
   A. 不能计算，因为没有患者人数
   B. 不能计算，因为没有非患者人数
   C. 能计算，因为具备条件
   D. 能计算，因为计算约登指数不需患者和非患者人数
   E. 不能计算，因为不知道试验的灵敏度和特异度

3. 眼内压的升高是临床诊断青光眼的指征之一，青光眼患者的眼内压在 2.9~5.6kPa，无青光眼者的眼内压在 1.9~3.5kPa，若将诊断标准由眼内压>2.9kPa 升高到>3.5kPa，则下述正确的是
   A. 灵敏度升高
   B. 特异度升高
   C. 灵敏度和特异度均升高
   D. 灵敏度和特异度均下降
   E. 不确定，因为不知道患病率情况

4. 若甲、乙两人群某病患病率分别为 10% 和 20%，某项筛检试验分别应用于甲、乙群体，则下述正确的是
   A. 甲人群误诊率低于乙人群
   B. 甲人群漏诊率低于乙人群
   C. 试验阳性者中假阳性所占比例，甲人群低于乙人群
   D. 试验阴性者中假阴性所占比例，甲人群低于乙人群
   E. 甲人群真实性低于乙人群

5. 已知某筛检试验的灵敏度和特异度，用该试验筛检两个人群，其中甲人群的患病率为 10%，乙人群为 1%，下述哪项是正确的
   A. 就筛检的可靠性，甲人群比乙人群高
   B. 甲人群的阳性结果中假阳性者的比例比乙人群低
   C. 就筛检试验的灵敏度，甲人群比乙人群高
   D. 甲人群的阴性结果中假阴性的百分率比乙人群低
   E. 甲人群真实性低于乙人群

四、A₃ 型题（以下提供若干个案例，每个案例下设若干道考题。请根据答案所提供的信息，在每一道考题下面的 A、B、C、D、E 五个备选答案中选择一个最佳答案）

（1~4 题共用题干）

一项筛检试验，其灵敏度为 80%，特异度为 90%，将其用于患病率为 0.1% 的人群中进行筛查。

1. 该试验的误诊率为
   A. 0.79%　　　　　　　B. 10%
   C. 20%　　　　　　　　D. 25%
   E. 99.98%

2. 该试验的漏诊率为
   A. 0.79%　　　　　　　B. 10%
   C. 20%　　　　　　　　D. 25%
   E. 99.98%

3. 该试验的阳性预测值为
   A. 0.79%　　　　　　　B. 10%
   C. 20%　　　　　　　　D. 70%
   E. 99.98%

4. 该试验的阴性预测值为
   A. 0.79%　　　　　　　B. 10%
   C. 20%　　　　　　　　D. 70%
   E. 99.98%

（5~7 题共用题干）

青光眼患者的眼内压在 2.9~5.6kPa，无青光眼者的眼内压在 1.9~3.5kPa。

5. 若筛检标准定为 2.9kPa，该试验灵敏度与特异度的关系为
   A. 灵敏度高，特异度低
   B. 灵敏度低，特异度高
   C. 灵敏度和特异度均高

D. 灵敏度和特异度均低

E. 不确定

6. 若筛检标准定为 3.5kPa，该试验灵敏度与特异度的关系为

    A. 灵敏度高，特异度低

    B. 灵敏度低，特异度高

    C. 灵敏度和特异度均高

    D. 灵敏度和特异度均低

    E. 不确定

7. 将筛检标准定在下列哪一范围较合适

    A. 2.9～5.6kPa   B. 2.9～3.5kPa

    C. 1.9～2.9kPa   D. 3.5～5.6kPa

    E. 1.9～5.6kPa

（8～10 题共用题干）

采用某种新的诊断试验方法应用于 500 例活检证实患有胃癌的病例和 500 例性别、年龄相同的未患胃癌者。结果胃癌病例中有 100 人出现阳性结果，未患胃癌的 500 人中则有 50 人出现阳性结果。

8. 该试验的灵敏度为

    A. 10%   B. 20%   C. 50%

    D. 67%   E. 90%

9. 该试验的特异度为

    A. 10%   B. 20%   C. 33%

    D. 53%   E. 90%

10. 该试验的约登指数为

    A. 0.1   B. 0.2   C. 0.67

    D. 0.9   E. 1.1

（11～15 题共用题干）

一种筛检乳腺癌的试验应用于已知病理检查证实的乳腺癌患者400人和未患乳腺癌者400人。结果患癌组有 100 例阳性，未患癌组有 50 例阳性。

11. 该试验的特异度为

    A. 100/150

    B. 300/400

    C. 350/400

    D. 100/400

    E. 350/650

12. 该试验的灵敏度为

    A. 100/150

    B. 300/400

    C. 350/400

    D. 100/400

    E. 350/650

13. 该试验的阳性预测值为

    A. 100/150

    B. 300/400

    C. 350/400

    D. 100/400

    E. 350/650

14. 该试验的阴性预测值为

    A. 100/150   B. 300/400

    C. 350/400   D. 100/400

    E. 350/650

15. 该试验的漏诊率为

    A. 100/150   B. 300/400

    C. 350/400   D. 100/400

    E. 350/650

五、X 型题（由一个题干和 A、B、C、D、E 五个备选答案组成，题干在前，选项在后。请从五个备选答案中选出两个或两个以上的正确答案，多选、少选、错选均不得分）

1. 关于筛检试验的论述正确的是

    A. 受试对象是表面健康的人群

    B. 可以区别患者和非患者

    C. 筛检的疾病应是当地的一个重大的公共卫生问题

    D. 筛检出来的疾病应具备有效的治疗与控制办法或措施

    E. 筛检出来的疾病应有进一步确诊的方法或条件

2. 关于诊断试验的评价，以下哪些说法不正确

    A. 灵敏度是指在"金标准"确诊的患者中新诊断技术检测出的阳性人数所占的比例

    B. 特异度是指在"金标准"确诊的非患者中新诊断技术检测出的阳性人数所占的比例

    C. 误诊率是指在新诊断技术检测出的阳性人数中，判断错误的比例

    D. 漏诊率是指在新诊断技术检测出的阴性人数中，用"金标准"确诊为非患者的比例

    E. 灵敏度、特异度、误诊率和漏诊率都是评价诊断试验真实性的指标

3. 评价试验真实性的常用指标有

    A. 灵敏度   B. 特异度

    C. 似然比   D. 预测值

    E. 约登指数

4. 关于诊断试验可靠性的评价，以下哪些说法正确

    A. 可靠性高，说明试验随机误差小

    B. 可靠性高，说明试验系统误差小

    C. 可靠性指相同条件下同一试验对相同人群重复试验获得相同结果的稳定程度

    D. 当某试验进行定量测定时，可用变异系数来评价其可靠性

    E. 当某试验进行定性测定时，可用符合率来评价其可靠性

5. 评价试验可靠性的常用指标有
 A. 标准差　　　　　　B. 变异系数
 C. 符合率　　　　　　D. Kappa 值
 E. 预测值
6. 影响预测值的因素有
 A. 疾病的患病率　　　B. 疾病的治愈率
 C. 灵敏度　　　　　　D. 特异度
 E. Kappa 值

六、思考题

1. 什么是"金标准"？哪些方法常作为"金标准"使用？

2. 何为分界值？确定分界值的基本方法有哪些？
3. 简述灵敏度和特异度的关系。
4. 简述阳性预测值与患病率、灵敏度和特异度的关系。
5. 阳性似然比和阴性似然比分别是什么？
6. 受试者工作特征曲线（ROC 曲线）在诊断试验评价中的作用是什么？
7. 影响诊断试验可靠性的因素有哪些？
8. 平行试验适用于哪些情况？
9. 系列试验适用于哪些情况？

（王萍玉　丛　静）

实习7 病因及其发现和推断

【实习目的】

知识目标：记忆病因的概念，病因研究的方法，因果推断的原则。
能力目标：能合理运用因果推断原则探索疾病的病因。
素质目标：帮助学生掌握病因推断的思维方式。

【本实习概要】

病因和因果关系的理论是流行病学理论和实践的重要基础。探索病因和危险因素、评估干预措施的效果及安全性，都属于寻找和验证因果关系的流行病学研究活动。本章重点内容为病因模型、病因的研究方法、Hill's 因果推断准则。难点为因果关系推论的方法。本章内容思维导图见图 7-1。

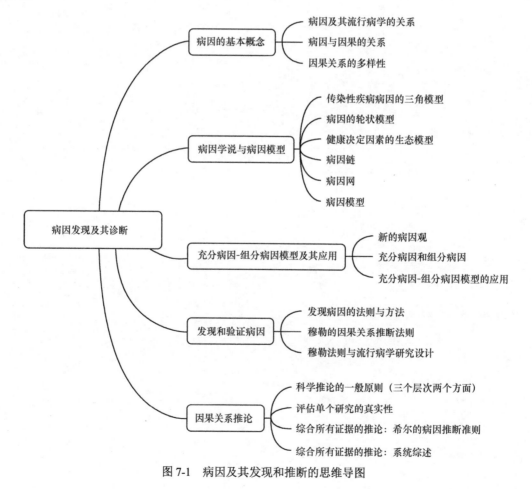

图 7-1 病因及其发现和推断的思维导图

【案例分析】

课题：不明原因发热的病因分析

分析 288 例不明原因发热（fever of unknown origin，FUO）患者的病因分布、确诊方法及临床特点，为 FUO 患者的诊治提供参考，进一步提高临床医生对 FUO 的认识和确诊率。

回顾性分析 2015 年 10 月至 2018 年 4 月在滨州医学院烟台附属医院感染性疾病科住院且符合 FUO 诊断标准的 288 例患者的病历资料，进行病因分析，探讨 FUO 患者的病因分布及其与性别、年龄、热程的关系。数据采用 SPSS25.0 统计软件进行分析。结果 288 例 FUO 患者中最终确诊者 236 例（81.9%），出院仍未确诊者 52 例（18.1%）。

病因分类为：感染性疾病（infectious diseases，ID）146 例（50.7%），其中肺部感染占 23.3%（34/146），败血症占 20.5%（30/146），结核病占 17.1%（25/146）；结缔组织病（connective tissue diseases，CTD）36 例（12.5%），其中成人 Still 病占 38.9%（14/36）；肿瘤性疾病 22 例（7.6%），以淋巴瘤为主 31.8%（7/22）；其他疾病 32 例（11.1%），以药物热最为多见 56.2%（18/32）。

确诊方法：血清学或病原学检查 93 例（32.4%）；其他依次是临床或治疗反应 59 例（20.5%）、影像学检查 54 例（18.8%）、组织活检 30 例（10.4%）。

性别分布：收集的 288 例 FUO 患者中，男性 140 例，女性 148 例；男性感染性疾病 75 例，男性结缔组织病 11 例，男性肿瘤性疾病 15 例，男性其他疾病 11 例，男性未确诊者 28 例；女性感染性疾病 71 例，女性结缔组织病 25 例，女性肿瘤性疾病 7 例，女性其他疾病 21 例，女性未确诊者 24 例。女性结缔组织病的比例明显高于男性，男性肿瘤性疾病的比例明显高于女性，差异具有统计学意义（$P<0.05$）。

年龄分布：在明确诊断的病例中，感染性疾病在各年龄阶段中均为首要病因，且显著高于其他各组疾病，但以 60～85 岁年龄组较多见；结缔组织病以 30～59 岁年龄组较多见，肿瘤性疾病以 60～85 岁组多见；FUO 的病因构成在不同年龄组中差异具有统计学意义（$\chi^2=16.449$，$P=0.036$）。

热程分布：288 例患者中，热程≤1 个月者有 177 例（61.4%），1～2 个月者 63 例（21.9%），>2 个月者 48 例（16.7%）。感染性疾病在各热程组中均最为多见，但≤1 个月热程组所占比例最高。随着热程的延长，感染性疾病占的比例有所下降，非感染性疾病占的比例有所上升。不同热程组 FUO 病因分布有统计学差异（$\chi^2=23.938$，$P=0.002$）。

> 问题 1.1　引起不明原因发热的病因有哪些？
> 问题 1.2　不明原因发热主要通过什么进行诊断？
> 问题 1.3　不明原因发热的三间分布特点是什么？
> 问题 1.4　不明原因发热如何确定诊断？

【本章习题】

一、A₂ 型题（每一道考题是以一个小案例出现的，其下面都有 A、B、C、D、E 五个备选答案，请从中选择一个最佳答案）

1. 观察发现：饮水中氟含量越高的地区人群龋齿的患病率越低，饮水中氟含量越低的地方人群龋齿的患病率越高，在寻找病因过程中可以利用下列哪种逻辑思维方法
   A. 求同法　　B. 求异法　　C. 共变法
   D. 排除法　　E. 类推法
2. 20 世纪 70 年代初期，我国出现了一组原因未明的脑炎，散发于全国各地区，受累人数超

过 2 万，1976 年被命名为"散发性脑炎"。病前相关事件暴露率：服用咪唑类驱虫药 47.2%，病毒感染 22.8%，毒物接触 5.7%，精神刺激 4.9%。针对该初步分析结果，正确的说法是

A. 驱虫药、病毒感染、毒物接触和精神刺激是散发性脑炎的充分病因
B. 不能获得病因线索，因为没有一种因素是所有患者共有的
C. 可以获得病因结论，因为服用咪唑类驱虫药的暴露率最高，所以服用咪唑类驱虫药

是散发性脑炎的病因

D. 提示服用咪唑类驱虫药可能是散发性脑炎的病因，但还需要分析性研究加以验证

E. 散发性脑炎与上述 4 种因素均可能有关

3. 某高校于 2004 年 7 月中旬在学生中出现了一批腹泻病例，该校保健科立即开展流行病学调查，发现腹泻者均在食堂用餐，且病前 3 天内均有食用食堂卤菜史，因此推断卤菜可能是本次腹泻的主要原因。此推论应用的是

A. 求同法　　　　B. 求异法

C. 同异共用法　　D. 共变法

E. 剩余法

4. 西德在 1961 年第四季度对"反应停"采取干预措施后，先天畸形的发生率也下降，这符合病因判定标准中的

A. 时间顺序的证据

B. 关联强度的证据

C. 可重复性证据

D. 合理性证据

E. 终止效应的证据

5. 欧洲"反应停"大量上市后发生海豹短肢畸形，"反应停"药物的销售与海豹短肢畸形的发生在时间间隔上约等于一个妊娠期。这符合病因判定标准中的哪一条

A. 时间顺序的证据　B. 关联强度的证据

C. 可重复性证据　　D. 合理性证据

E. 终止效应的证据

6. 一项胰腺癌的病例对照研究，病例组 17%的患者被诊断为糖尿病，根据年龄、性别、种族配对的非胰腺癌患者为对照组，其中仅 4%被诊断为糖尿病，由此推断糖尿病在胰腺癌中起了病因的作用

A. 正确

B. 错误，因为没有可比人群

C. 错误，因为在糖尿病和胰腺癌的发生之间没有明确时间顺序

D. 可能错误，因为在胰腺癌病例中缺少糖尿病的确诊

E. 可能错误，因为在非糖尿病患者中缺少胰腺癌的确诊

二、A₃ 型题（以下提供若干个案例，每个案例下设若干道考题。请根据答案所提供的信息，在每一道考题下面的 A、B、C、D、E 五个备选答案中选择一个最佳答案）

（1～3 题共用题干）

为研究吸烟与肺癌的关系，采用配对方法调查了 113 对肺癌患者和健康对照的吸烟史，结果如下表：

病例组	对照组	
	吸烟	不吸烟
吸烟	69	33
不吸烟	10	1

1. 吸烟与肺癌的关联强度是

A. 3.3　　B. 32.74　　C. 22.90

D. 3.28　　E. 无法计算

2. 根据以上资料，吸烟与肺癌的联系是

A. 无统计学关联　　B. 有统计学关联

C. 因果关联　　　　D. 偶然关联

E. 样本量太小，无法判断

3. 此实例在判断因果联系标准中属于

A. 关联的联系强度

B. 剂量-反应关系

C. 联系的一致性

D. 联系的时间顺序

E. 生物学上的可解释性

（4～7 题共用题干）

为研究食管癌与饮酒的关系，某大夫调查了 435 名食管癌患者和 451 名对照的饮酒史，其中病例组有 107 例，对照组有 193 例不饮酒。

4. 这是属于

A. 队列研究　　　　B. 病例对照研究

C. 临床试验　　　　D. 现况调查

E. 生态学研究

5. 此研究结果提示饮酒与食管癌的关联强度是

A. 2.29　　　　B. 32.74

C. 22.90　　　D. 3.28

E. 无法计算

6. 根据以上资料，食管癌与饮酒的联系是

A. 无统计学关联　　B. 有统计学关联

C. 因果关联　　　　D. 偶然关联

E. 样本量太小，无法判断

7. 此实例在判断因果联系标准中属于

A. 关联的联系强度

B. 剂量-反应关系

C. 联系的一致性

D. 联系的时间顺序

E. 生物学上的可解释性

三、X 型题（由一个题干和 A、B、C、D、E 五个备选答案组成，题干在前，选项在后。请从五个备选答案中选出两个或两个以上的正确答

案，多选、少选、错选均不得分）
1. 以下关于信息偏倚的描述不正确的是
    A. 无差异错分偏倚因其错误分类与研究分组无关，故不需要控制
    B. 差异错分偏倚因其错误分类与研究分组有关，故需要控制
    C. 差异性信息偏倚通常来源于回忆偏倚和调查者偏倚
    D. 无差异偏倚通常是分类标准误差造成的
    E. 盲法收集信息是控制信息偏倚的有效且实用的方法
2. 关于混杂因素的描述正确的是
    A. 混杂因素是观察结局效应的危险或保护因素
    B. 混杂因素存在时一定干扰研究的真实性
    C. 混杂因素的效应可以通过配比、随机化、限制等方法消除
    D. 混杂因素是判断是否存在混杂偏倚的唯一标准
    E. 混杂因素可以通过增大样本量控制
3. 病因的生态学模型包括
    A. 病因网络模型　B. 流行病学三角
    C. 疾病因素模型　D. 轮状模型
    E. 病因链
4. 流行病学中的病因是指
    A. 外围的远因　　B. 病原微生物
    C. 危险因素　　　D. 致病因素的总和
    E. 使疾病发生概率升高的因素
5. Mill 准则包括
    A. 求同法　　　B. 类推法
    C. 求异法　　　D. 共变法
    E. 排除法
6. 要判定为因果关联，除统计学关联外尚需确定的是
    A. 时间顺序　　B. 关联强度大小
    C. 无三大偏倚　D. 有特异性
    E. 无随机误差

（吕　鹏　苗珈铭）

实习 8　公共卫生监测

【实习目的】

知识目标：记忆公共卫生监测的种类与内容，公共卫生监测的方法与步骤；了解公共卫生监测系统的评价。

能力目标：了解疾病公共卫生监测的目的和意义，能合理运用公共卫生监测的资料分析疾病的特点。

素质目标：帮助学生理解公共卫生监测在疾病预防控制中的意义。

【本实习概要】

公共卫生监测是公共卫生实践的重要组成部分，监测内容一般包括疾病（传染病、慢性非传染性疾病、伤害）、死因、行为危险因素、环境因素、预防接种不良反应及药物不良反应等。公共卫生监测所获得的信息是制定、完善和评价疾病预防控制及其他公共卫生措施与策略的科学依据。本章的重点内容是：传染病监测、慢性非传染性疾病监测、死因监测、症状监测；公共卫生监测的方法、基本程序、监测系统的评价。难点内容为：公共卫生监测的基本程序。本章学习要求见图 8-1。

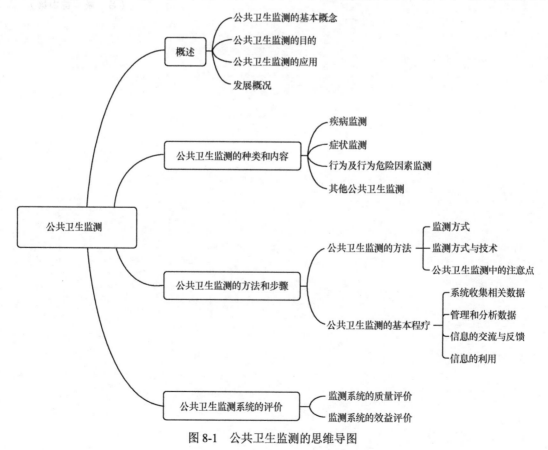

图 8-1　公共卫生监测的思维导图

【案例分析】

课题一：2013～2018 年南宁市突发公共卫生事件监测结果分析

为了解 2013～2018 年南宁市突发公共卫生事件流行特征，制订防控措施提供依据，通过突发公共卫生事件管理信息系统，收集 2013～2018 年南宁市报告的突发公共卫生事件数据资料，用描述性流行病学方法进行分析。

2013～2018 年南宁市共报告突发公共卫生事件 240 起，发病 10 515 人，死亡 15 人，病死率为 0.14%，波及 6 580 030 人，罹患率为 0.16%，病死率为 0.14%；事件分级以一般事件最多（占 85.83%）；事件类型以传染病疫情为主（占 86.67%）；事件主要发生在 3～5 月份和 10～12 月份；学校是突发公共卫生事件发生的主要场所，占报告事件数的 77.5%，主要分布在小学和幼儿园；突发公共卫生事件报告及时率为 99.17%，监测敏感性、报告及时性、控制时效性的 P50 分别为 172.11 小时、0.64 小时和 12.86 天。

> 问题 1.1　从现有的突发公共卫生问题来看目前学校卫生的工作重点是什么？

课题二：上海市突发公共卫生苗子事件监测系统的构建

近年来，围绕早期预警的目的，世界卫生组织强调要加强基于指标的监测系统和基于事件的监测系统，尤其是需要重视和完善基于事件的监测系统。为此，世界卫生组织于 2008 年和 2014 年先后发布了基于事件监测系统的工作指南，我国于 2004 年建立了全国统一的突发公共卫生事件监测报告系统，规范了各类突发公共卫生事件的报告标准和报告时限要求，大大提升了突发公共卫生事件报告的及时性和工作质量。

目前事件监测面临的问题是突发公共卫生事件报告标准对于上海来说阈值较高，因此，2016 年以前，浦东、长宁、宝山、松江等区县疾病预防与控制中心根据区域聚集性疫情发生特点和区县卫生资源的配备情况，在原有突发公共卫生事件报告标准上跨前一步，设置了具有区县特点的报告标准和响应标准。这些区县标准是对突发公共卫生事件报告系统的一个有益补充，但是在全市层面，尚缺乏统一的工作规范要求。由于突发公共卫生事件阈值标准较高，上海市报告的突发公共卫生事件数量较少，以 2018 年为例，全年仅报告传染病类突发公共卫生事件 29 起，这个数量并不能准确反映全市传染病疫情的情况，当年全市共处理各类传染病疫情 1863 起。从构成上来看，在 2018 年 29 起传染病类突发公共卫生事件的构成中，前三位分别为手足口病、水痘和百日咳，而在全市突发公共卫生苗子事件监测中报告和处置前三位聚集性疫情的病种为手足口病、水痘和诺如病毒感染性腹泻，由此可见，突发公共卫生事件监测无法反映上海市突发疫情的全貌。

突发公共卫生苗子事件监测系统的设计与实践如下：

1. 系统构建基本原则

（1）跨前一步、统一规范突发公共卫生苗子事件的阈值标准应低于突发公共卫生事件的报告标准和各类现有技术方案、工作规范等规定的暴发标准，提高监测系统的敏感性，实现跨前一步的精细化管理。同时，依照统一的突发公共卫生苗子事件的报告与响应标准，所有的监测报告和应急处置流程应该按照规范流程和要求进行上报和处置，并纳入考核。

（2）及时准确、分级处置一旦出现达到区级报告响应阈值的突发公共卫生苗子事件，所在辖区疾病预防与控制中心应根据属地化管理原则立即做好信息核实登记，并派出人员开展现场应急处置工作。在初报时一旦达到市级报告响应阈值，区疾病预防与控制中心应第一时间上报市疾病预防与控制中心，市疾病预防与控制中心应指导或组织区疾病预防与控制中心开展相关处置工作。

2. 监测报告范围　突发公共卫生苗子事件监测报告范围涵盖了突发公共卫生事件所规定的各类法定传染病、新发传染病、食源性疾病、环境因素事件、职业中毒事件、放射相关事件、群体性不明原因事件等，此外还纳入了包括聚集性发热、聚集性呕吐腹泻等尚未定性或无法定性的突发事件。监测报告共涉及 48 种疾病或事件类型。

3. 监测信息来源 突发公共卫生苗子事件的信息来源主要包括传染病信息报告管理系统及其自动预警信息系统、医疗卫生机构报告、学校及托幼机构缺勤缺课监测系统、联防联控机制信息通报、市民咨询与投诉电话等,此外舆情监测系统、药房监测系统等也是有益补充。

4. 阈值标准设定 基于系统构建的原则,对国家卫生健康委员会、中国疾病预防与控制中心、上海市卫生健康委员会、上海市疾病预防与控制中心等机构发布关于聚集性疫情、暴发疫情、突发公共卫生事件的判定标准和各级各类应急预案进行了系统检索,提出突发公共卫生苗子事件的阈值标准。在此基础上先后召开多轮专家咨询,邀请卫生行政部门、市区两级疾病预防与控制中心的应急部门负责人进行研讨和沟通,并广泛征求了不同业务条线专业人士的意见,进行了修订完善。最终形成的突发公共卫生苗子事件的阈值标准共计178种具体报告与响应情形,其中区级阈值标准131种,市级阈值标准47种。

5. 监测业务流程设计 监测业务流程设计采取市、区两级应急管理部门对接的路径,即区疾病预防与控制中心业务部门接到符合突发公共卫生苗子事件定义的事件后,将相关信息报送给区疾病预防与控制中心应急管理部门,再由区疾病预防与控制中心应急管理部门提交给市疾病预防与控制中心应急管理处汇总。这样能充分发挥区疾病预防与控制中心应急管理部门的应急信息汇聚和管理功能。市疾病预防与控制中心应急管理部门在接到区疾病预防与控制中心的报告后,第一时间与市疾病预防与控制中心相关业务进行横向信息沟通,确保相关业务条线能及时跟踪、指导和派员开展应急处置。上海市突发公共卫生苗子事件监测系统业务流程见图8-2。

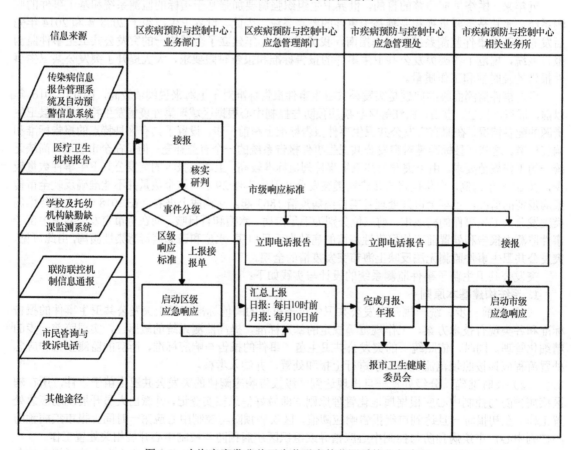

图8-2 上海市突发公共卫生苗子事件监测系统业务流程

2016年6月至2019年5月突发公共卫生苗子事件报告情况见表8-1。累计报告突发公共卫生苗子事件1起。

表 8-1 2016 年 6 月至 2019 年 5 月突发公共卫生苗子事件报告情况

项目	事件数（n=5671）	占比（%）
报告时间		
2016 年 6～12 月	1142	20.14
2017 年	1806	31.85
2018 年	1898	33.47
2019 年 1～5 月	825	14.55
事件分级		
达到突发公共卫生事件标准	62	1.09
达到市级报告相应标准	67	1.18
报告途径		
传染病监测系统预警	2360	41.62
医疗卫生机构报告	2348	41.40
事发单位或学校直接报告	513	9.05
个人报告	27	0.48
其他	175	3.09
2 种及以上途径	248	4.37
病种/事件分类		
传染病类	5624	99.17
呼吸道传染病类	3710	65.42
肠道传染病类	1410	24.86
自然疫源性及虫媒传染病类	493	8.69
血源及性传播疾病类	11	0.19
五大卫生类	47	0.83

问题 2.1 简述监测总体概况。

2016 年 6 月至 2019 年 5 月突发公共卫生苗子事件报告情况时间分布见图 8-3。

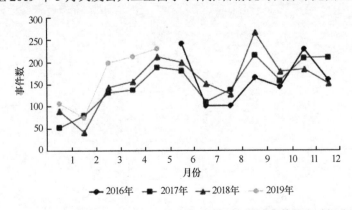

图 8-3 2016 年 6 月至 2019 年 5 月突发公共卫生苗子事件报告时间分布

问题 2.2 苗子事件报告的重点时段是什么时间？

16 个区均有突发公共卫生苗子事件报告,但是报告的事件数和地区事件发生率(地区事件发生率=事件数/各区人口数,各区人口数为《上海统计年鉴 2018》中的 2017 年底常住人口数)很不均衡。以 2018 年为例,浦东新区(369 起)、闵行区(361 起)报告事件数均超过 300 起,而长宁区(28 起)则低于 30 起。从地区事件发生率来看,闵行区(14.2 起/10 万人年)、普陀区(10.1 起/10 万人年)、徐汇区(10.0 起/10 万人年)这 3 个区较高,青浦区(4.9 起/10 万人年)和长宁区(4.1 起/10 万人年)最低,均低于 5 起/10 万人年。

重点单位和人群 2016 年 6 月至 2019 年 5 月的 5671 起突发公共卫生苗子事件中,发生在学校的有 2406 起,占报告事件总数的 42.43%,共涉及病例数 23 674 例,占总波及病例数的 84.13%。从发生事件数来看,托幼机构、小学、中学和其他学校分别占 19.20%、14.46%、5.24%和 3.53%。

重点疾病 5671 起突发公共卫生苗子事件涉及 47 个病种/事件,除了单病例的突发公共卫生苗子事件外,水痘(933 起)、手足口病(913 起)和聚集性呕吐腹泻(含诺如病毒感染性腹泻)(466 起)为主要的聚集性疫情/事件,分别占苗子事件总数的 16.45%、16.10%和 8.22%。

【本章习题】

A₂ 型题（每一道考题是以一个小案例出现的，其下面都有 A、B、C、D、E 五个备选答案。请从中选择一个最佳答案）

1. 某疾病预防与控制机构发现其管辖地区有不明原因的疾病暴发,该疾病预防与控制机构应该在多长时间内将传染病报告卡通过网络报告

   A. 1 小时　　　　　　B. 2 小时
   C. 6 小时　　　　　　D. 12 小时
   E. 24 小时

2. 2013 年 1 月 15 日至 2013 年 2 月 3 日,某区疾控预防与控制中心陆续接到本区数所学校报告,学生中陆续发现一种原因不明的发热、食欲不振、全身不适、乏力,部分人巩膜黄染的病例 86 例。该区自 2013 年 1 月 1 日起供餐公司开始向学校供应午餐。若派你去调查处理这起疫情,你在调查处理疫情前制订调查方案时,不包括

   A. 调查目的
   B. 调查方法(现况、对照、队列研究)
   C. 调查内容
   D. 调查表设计
   E. 调查资料的处理

(吕　鹏　苗珈铭)

实习 9 传染病流行病学

【实习目的】

知识目标：记忆传染病的传染过程、流行过程、预防策略和措施；熟悉免疫规划及其效果评价；了解新发传染病。

能力目标：能合理运用传染病流行病学的理论提出传染病的防控措施。

素质目标：帮助学生培养应对传染病防控的思维模式。

【本实习概要】

传染病流行病学旨在研究人群中传染病的发生、发展规律及其影响因素，并制订预防、控制和消灭传染病的策略和措施。本章重点内容是疫情管理、针对传染源的措施、针对传播途径的措施，人工主动免疫、人工被动免疫。本章难点是预防接种的效果评价。本章学习要求见图 9-1。

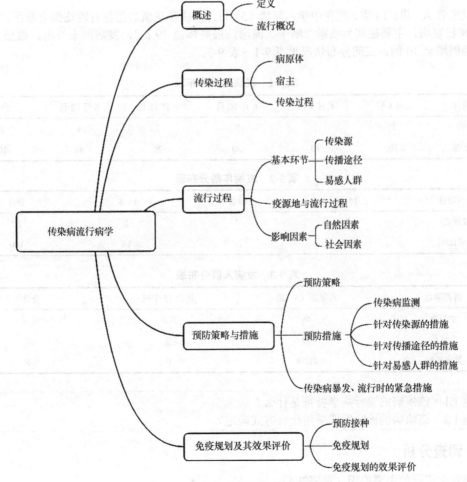

图 9-1　传染病流行病学的思维导图

【案例分析】

课题一：疑似流感的流行病学调查

2013 年 6 月 12 日 17 点 20 分，某中心疫情室接到莲花镇中心卫生院电话报告：莲花中学八年级（5）班有疑似流感病例 15 例。接到电话后，疫情室立即将此信息报告给疾病预防与控制中心。疾病预防与控制中心决定由急控科科长带队与相关流调人员前往调查处置。流调组于 17 点 30 分出发，21 时到达现场，22 时处置完毕，现将调查处理的情况报告如下。

一、基本情况

莲花镇位于县城北面，距县城 138 公里，东抵芙蓉镇，南与牡丹镇接壤，西与芍药镇相邻，北与连翘镇相连，全镇面积 176.7 平方公里，有 8 个行政村、60 个村民组，总人口：26 354 人，现有学校 9 所（其中：中学 1 所）。

莲花中学位于莲花镇莲花村莲花街上，经现场调查，现有症状学生 10 名，均为八年级（5）班学生。发病年龄在 14～16 岁，以 15 岁组为高发，均以咳嗽、流涕、头痛、咽痛、扁桃体肿大、咽部充血、轻中度发热为主要表现，偶有高热、恶心、乏力等症状。

二、调查结果

首发患者 A，男、14 岁、莲花中学八年级（5）班。家住莲花镇二莲花村莲花街上新区，于 2013 年 6 月 8 日发病，主要症状为咳嗽、咽干、流涕，最高体温 39.1℃，发病前未外出。截至 6 月 12 日类似病例增至 10 例。三间分布情况见表 9-1～表 9-3。

表 9-1　发病时间分布表

调查项目	6 月 8 日	6 月 9 日	6 月 10 日	6 月 11 日	6 月 12 日	合计
发病数	1	1	2	2	4	10
构成比/%	10	10	20	20	40	100

表 9-2　发病年龄分布表

调查项目	14 岁	15 岁	16 岁	合计
发病数	2	7	1	10
构成比/%	20	70	10	100

表 9-3　发病人群分布表

调查项目	八年级（5）班	其余 15 个班	合计
学生数	46	××	××
发病数	10	0	10
发病率/%	21.74	0	××

问题 1.1　该疾病的流行病学特征是什么？

问题 1.2　该疾病的诊断需要采用什么方式确定？

三、调查分析

引起本次流行的主要原因（见表 9-4）：

1. 首例患者发病后未引起家长和老师的足够重视，加上近段时间气候很不稳定、是流感的高发季节，传染源没有得到很好的控制，导致传播给其他学生。

2. 该校通风条件较差，部分学生不爱户外活动。学习用品、日常用品、课桌及环境消毒达不到要求。

3. 该学校多数学生都未接种过流感疫苗，学生对流感病毒普遍易感，没有建立免疫屏障。

表 9-4　传染病流行病学调查表

1. 一般情况

1.1 姓名：_____　年龄：_____　性别：_____　职业：_____

1.2 家庭住址及电话：_____

单位住址及电话：_____

1.3 就诊经过

就诊单位				
就诊主要原因或体征				
就诊时间				
处理方法				
效果或转归				

2. 临床症状

2.1 神志清楚：（1）是　（2）否

2.2 发热：（1）有　（2）无

2.3 皮肤黏膜：（1）出疹　（2）黄染　（3）结痂　（4）出血　（5）完好

2.4 淋巴结：（1）表面发红　（2）肿大　（3）体温升高　（4）疼痛

2.5 呼吸系统症状

2.5.1 咳嗽：（1）有　（2）无

2.5.2 咳痰：（1）有　（2）无

2.5.3 咯血：（1）有　（2）无

2.5.4 流涕：（1）有　（2）无

2.5.5 呼吸困难：（1）不能平卧　（2）需要呼吸机　（3）正常

2.6 消化系统症状

2.6.1 腹痛：（1）有　（2）无

2.6.1.1 腹痛部位：

2.6.1.2 排便能缓解：（1）是　（2）否

2.6.2 腹泻：（1）是　（2）否

2.6.2.1 大便性状：（1）稀水样便　（2）脓血样便　（3）黏液便　（4）成形便

2.6.2.2 一天大便次数：

2.6.3 呕吐：（1）有　（2）无

2.6.3.1 呕吐内容物：

2.6.3.2 呕吐方式：（1）喷射状　（2）其他

2.6.4 腹痛、腹泻、呕吐三者先后联系：

2.7 泌尿系统症状

2.7.1 肉眼血尿：（1）有　（2）无

    2.7.2 少尿或无尿：(1) 有　(2) 无

    2.7.3 肾区疼痛：(1) 有　(2) 无

    2.7.4 全身水肿：(1) 有　(2) 无

  2.8 神经系统症状和体征

    2.8.1 头痛：(1) 有　(2) 无

    2.8.2 体征：

  2.9 临床医生诊断：

3. 实验室检测

  3.1 血常规：红细胞、白细胞、中性粒细胞、淋巴细胞、血小板

  3.2 尿常规

  3.3 血生化：肝功能、肾功能

  3.4 X 线检查：

  3.5 血清学检测：

4. 流行病学调查

  4.1 发病前一周的外出史：(1) 有　(2) 无

  4.2 平时的作息安排（如上班→下班→回家→看电视→睡觉）：

  4.2 发病前一周参加过任何集体性活动：(1) 有　(2) 无

  4.3 饮用水水源：(1) 自来水　(2) 井水　(3) 江、河水　(4) 山泉水　(5) 其他

    4.3.1 你认为最近水源的水质有没有发生变化：

  4.4 近半个月来家中有无发生新事情？包括动物群间的异常？(1) 有　(2) 无

  4.5 计划免疫史：(1) 有　(2) 无

    4.5.1 今年接种过何种疫苗：

  4.6 近期家庭菜谱的改变情况（是否有购买时兴菜）：(1) 有　(2) 无

5. 小结

  5.1 患者目前是否处于隔离状态：(1) 是　(2) 否

  5.2 处于何种隔离：(1) 居家隔离　(2) 住院隔离　(3) 强制隔离

  5.3 开始隔离的时间：

调查单位：＿＿＿＿＿＿＿　　　调查者：＿＿＿＿＿＿＿　　　调查日期：＿＿＿＿＿＿＿

四、处理措施

1. 立即成立疫情领导小组和医疗救治小组。

2. 对现症学生进行对症隔离治疗，防止并发症的发生；对病例集中的班级建议停课 1 周。

3. 做好环境消杀工作，由卫生院派专人指导学校进行消杀，对患者的生活场所和就诊医院进行彻底消杀，每天至少 2 次，并做好记录，同时加强对教室、图书室（阅览室）、教研室等学生和教职工学习、工作、生活场所的卫生与通风，保持空气的流通，直至本次疫情结束。

4. 每天观察是否有新发病例，由该校和卫生院负责人每天向疾病预防与控制中心报告疫情的发展动态及疫情控制情况，监测到本次疫情结束；同时对辖区内其他学校进行主动监测，做到早发现、早诊断、早隔离、早治疗。

5. 积极开展形式多样的健康教育，普及流感防病知识，倡导健康生活、科学洗手等卫生行为，提高广大学生、教职工对流感防治的正确认识和自我防护能力。

6. 学校要落实好晨检制度，因病缺课登记追踪制度，发现类似的疫情要第一时间报告给卫生院和教育行政部门。

课题二：人感染 H7N9 禽流感流行病学调查及处理方案

一、目的

2013 年 3 月 31 日，国家卫生和计划生育委员会（现称国家卫生健康委员会）通报我国上海、安徽、江苏发生 3 例确诊人感染 H7N9 禽流感病例，主要表现为：典型的病毒性肺炎，起病急，病程早期均有高热（38℃以上）、咳嗽等呼吸道感染症状。起病 5～7 天出现呼吸困难，重症肺炎并进行性加重，部分病例可迅速发展为急性呼吸窘迫综合征并死亡。目前已确诊 7 例病例，2 人死亡，疫情还有进一步扩大可能。

虽然目前该病毒尚无人传人证据，基于该病毒存在引起严重疾病的可能性，故应谨慎对待。做好人感染 H7N9 禽流感流行病学调查对于指导疫情的预防和控制至关重要，其主要目的是：

1. 核实诊断，查找传染源和传播途径。
2. 确定和追踪密切接触者，进行分类管理，防止疾病的进一步传播。
3. 掌握疫情波及范围和影响因素，为疫情的处理提供依据。
4. 为进一步阐明疾病自然史、流行病学特征及规律提供研究线索。

二、工作内容

1. 病例的个案调查。
2. 接触者追踪。
3. 资料管理和利用。

三、工作程序和方法

1. 病例的个案调查

（1）医院所在地的县区级疾病预防控制机构接到人感染 H7N9 禽流感病例（或疑似病例）报告后，应于最短时间内派出流调人员对报告病例进行流行病学个案调查。原则上每例患者至少由 2 名专业人员共同完成调查。

（2）对病例进行个案调查时，尽可能由患者自己回答调查者所提的问题，对于不详或有可疑的地方可通过患者家属或医生等其他知情者补充或核实。如患者病情较重或死亡，无法直接调查时，应通过其亲友、同事或其他知情人了解情况，完成调查。

（3）按照人感染 H7N9 禽流感病例个案调查表（表 9-5）进行个案调查，个案调查基本内容：患者的基本情况、临床表现、临床实验室检测结果，以及患者发病前后的活动情况和与其有过密切接触的人员情况。调查表填写要完整，字迹要清晰。

表 9-5 人感染 H7N9 禽流感病例个案调查表

国标码□□□□□□   病例编码□□□□

1. 一般情况

1.1 姓名：

1.2 身份证号码：□□□□□□□□□□□□□□□□□□

1.3 性别：（1）男 （2）女

1.4 年龄（岁）：□□

1.5 职业

　　1.5.1 医院工作人员：□

　　（1）医生　（2）护士　（3）护工　（4）检验　（5）行政管理人员　（6）其他

　　1.5.2 非医院工作者：□

　　（1）幼托儿童　（2）散居儿童　（3）学生　（4）教师　（5）保育保姆　（6）餐饮业

　　（7）商业服务　（8）工人　（9）民工　（10）农民　（11）牧民　（12）渔（船）民

　　（13）干部职员　（14）离退人员　（15）家务待业　（16）其他

1.6 现居住地（详填）：_____省_____市县（区）_____乡（街道）村

　　1.6.1 联系电话□□□□□□□□□□□

　　1.6.2 国标码□□□□□□

1.7 工作单位：_____

1.8 户口所在地（详填）：_____省_____市县（区）_____乡（街道）村

　　户口国标码□□□□□□

1.9 既往病史

　　1.9.1 基础疾病（糖尿病、高血压、心脏病、肾病等）：（1）有　（2）无　（3）不详

　　1.9.2 既往人感染 H7N9 禽流感病史：（1）有　（2）无　（3）不详

2. 发病与就诊情况

2.1 发病情况

　　2.1.1 发病时间：_____年_____月_____日

　　2.1.2 首发症状（描述）：

2.2 发病地点：_____省_____市_____县（区）国标码□□□□□□

2.3 就诊情况（从发病到入院的就诊经过）

就诊日期	就诊医院和科室	诊断病名	接诊、治疗的医护人员

2.4 入院情况

　　2.4.1 入院日期：_____年_____月_____日

　　2.4.2 所住医院名称：_____

　　2.4.3 住院号：□□□□□□□

　　2.4.4 入院诊断：（1）疑似人感染 H7N9 禽流感

　　　　　　　　　　（2）临床确诊人感染 H7N9 禽流感

　　　　　　　　　　（3）其他　　　　　　　　　　　　　　　　　　□

　　2.5 报告时间：_____年_____月_____日

3. 临床表现

首发症状（描述）：

3.1 发热　　　　　　　　　　　　　　　（1）有　　　（2）无　　　□

续表

　　3.1.1 体温（最高）：＿＿＿℃

　　3.1.2 体温（入院时）：＿＿＿℃

3.2 咳嗽　　　　　　　　　　　　　　（1）有　　　　（2）无　　　　□

　　3.2.1　咳痰　　　　　　　　　　　（1）有　　　　（2）无　　　　□

3.3 上呼吸道卡他症状　　　　　　　　（1）有　　　　（2）无　　　　□

3.4 胸闷　　　　　　　　　　　　　　（1）有　　　　（2）无　　　　□

3.5 呼吸困难　　　　　　　　　　　　（1）有　　　　（2）无　　　　□

3.6 腹泻　　　　　　　　　　　　　　（1）有　　　　（2）无　　　　□

3.7 肾功能损害　　　　　　　　　　　（1）有　　　　（2）无　　　　□

4 临床及实验室检查

　4.1 血常规

　　　初诊时：白细胞计数：＿＿＿$\times10^9$/L；中性粒细胞：＿＿＿%；淋巴细胞计数：＿＿＿%

　　　入院时：白细胞计数：＿＿＿$\times10^9$/L；中性粒细胞：＿＿＿%；淋巴细胞计数：＿＿＿%

　4.2 胸部 X 线检查

　　　初诊时：日期：＿＿＿年＿＿＿月＿＿＿日结果：（1）正常　　（2）渗出液

　　　入院时：日期：＿＿＿年＿＿＿月＿＿＿日结果：（1）正常　　（2）渗出液

　　　（具体描述：＿＿＿＿＿＿＿）

　4.3 血清学检测结果

　　　4.3.1 第一份血清采血时间：＿＿＿年＿＿＿月＿＿＿日

H7N9-IgM　　　（1）阴性　　　　（2）阳性　　　　□

H7N9-IgG　　　（1）阴性　　　　（2）阳性　　　　□

H7N9-总抗体　　（1）阴性　　　　（2）阳性　　　　□

　　　4.3.2 第二份血清采血时间：＿＿＿年＿＿＿月＿＿＿日

H7N9-IgM　　　（1）阴性　　　　（2）阳性　　　　□

H7N9-IgG　　　（1）阴性　　　　（2）阳性　　　　□

H7N9-总抗体　　（1）阴性　　　　（2）阳性　　　　□

　4.4 病原学检测结果

标本类型	采样时间	检测项目及结果			
		PCR	RT-PCR	核酸测序	病毒分离
咽拭子、鼻拭子					
鼻咽抽取物					
咽漱液和鼻洗液					
血液					

　　注：①阴性；②阳性；③未检测

5. 流行病学史调查

　调查日期：

　5.1 发病前十日内去过报告出现人感染 H7N9 禽流感或者可能已出现传播的地区

（1）是　　　　　（2）否　　　　　□

5.2 发病前十日内逐日活动情况

日期	活动内容	活动地点	接触人员 （有无接触发热等可疑患者）

注：每一项活动内容或活动地点单独填写一项

5.3 请详细描述发病前两周内特殊活动情况（如到医院、去外地、聚餐、聚会、外人来访等）

5.4 发病前 2 周内是否接触过人感染 H7N9 禽流感患者和（或）疑似人感染 H7N9 禽流感患者：

（1）是   （2）否   □

若是，请填写下表：

患者 姓名	发病 时间	临床诊断	与患者 关系①	最后接触时间	接触方式②	接触频率③	接触地点④

注：①与患者关系：家庭成员、同事、社会交往、共用交通工具、其他；②接触方式：与患者同进餐、与病人同处一室、与病人同一病区、与患者共用食具、茶具、毛巾、玩具等、接触患者分泌物、排泄物等、诊治、护理、探视患者、其他接触；③接触频率描述：经常、有时、偶尔；④可能的接触地点：家、工作单位、学校、集体宿舍、医院、室内公共场所、其他

5.5 发病前两周内接触动物（罕见动物、禽类）情况：（1）是   （2）否   □

若是，请填写下表：

接触动物情况			接触方式				
时间	地点	动物名称	销售	屠宰	烹饪	食用	其他

续表

5.6 发病后至隔离治疗前逐日活动情况

日期	活动内容	活动地点	接触人员

5.7 发病后至住院前密切接触者

5.7.1 家庭、亲友

接触者姓名	性别	年龄	关系	接触情况	住址（或工作单位）	联系电话

5.7.2 工作单位或主要活动场所联系人

单位名称	地址及联系电话	主要联系人	接触者名单

6. 转归与最终诊断情况（随访或根据医疗报告完成）

6.1 最后诊断：（1）疑似人感染 H7N9 禽流感　　（2）实验室确诊人感染 H7N9 禽流感　　（3）排除（其他疾病名_____）　□

排除依据：

6.2 转归：（1）痊愈　　　　　（2）死亡　　　　　□

若病例死亡，则填写 6.2.1

6.2.1 病例死亡时间_____年_____月_____日

7. 调查小结

补充调查（时间、内容等）：

调查单位：

调查时间：_____年_____月_____日

调查者签名：

人感染 H7N9 禽流感病例个案调查表填表说明

1. 请您用钢笔填写，字迹要工整。

2. 凡是数字，都填写阿拉伯数字如：0、1、2、3、…。

3. 请将所选择答案的序号写在题后的"□"内。

4. 使用 6 位国标码，如沙河口区为 210204。

5. 所有涉及日期的填写到日，如入院时间为 2012 年 10 月 5 日，则在相应的栏目中填写 20121005。

6. 初诊单位、诊治医院如果是正规医院，应详细填写医院名称，如果是个体诊所，应注明详细地址。

7. 活动、外地旅行史中所到地方具体填写到某省份的某市或某县。

8. 调查表中"H7N9"是"人感染 H7N9 禽流感"的简称。

（4）疾病预防与控制机构在接到人感染 H7N9 禽流感病例的订正报告或转归报告时，应及时做好随访和相关信息的补充调查，进一步完善个案调查表。对患者进行随访时，要注意了解患者健康恢复情况。

2. 追踪接触者

（1）接触者的追踪调查：疾病预防控制机构专业人员根据个案调查获得的信息进行分析，按照《人感染 H7N9 禽流感密切接触者判定标准和处理原则》确定密切接触者，及时开展接触者的追踪、调查和管理。

（2）接触者的医学观察和隔离：在个案调查的基础上，及时做好接触者信息的通报，按照《人感染 H7N9 禽流感密切接触者判定标准和处理原则》对接触者实施管理。

3. 流调注意事项

（1）流调人员应按照有关人感染 H7N9 禽流感防护指南的要求做好个人防护，在目前尚无官方指南的情况下，比照传染病非典型肺炎（非典）流调防护（二级防护）进行。

（2）流调人员调查时应注意发现患者隔离管理和消毒、防护等方面存在的薄弱环节，并给予必要的指导。

4. 资料的管理和利用

（1）病例和密切接触者的流行病学调查资料实行计算机个案化管理，调查表的数据库要逐级上报至中国疾病预防与控制中心。

（2）市疾病预防与控制机构要加强对流行病学调查资料的质量控制和分析利用，并及时向省疾病预防与控制机构和市卫生行政部门报告分析结果，以指导疫情控制工作。

（3）流行病学调查原始资料和汇总分析结果及调查报告均要及时整理归档。

【本章习题】

一、A₂ 型题（每一道考题是以一个小案例出现的，其下面都有 A、B、C、D、E 五个备选答案，请从中选择一个最佳答案）

1. 某医院收住一个肺炎患儿，在他入院后 5 天，发现其患了麻疹。你判断麻疹是
   A. 幼儿园感染带入医院
   B. 院外感染院内发病
   C. 院内感染院内发病
   D. 很难判定感染来源
   E. 家庭内感染带入医院

2. 1990 年，某城市有麻疹暴发流行。经调查发现，此时期有大量的流动儿童迁入。从人群易感性角度考虑，这主要是因为
   A. 免疫人口减少
   B. 免疫力自然消退
   C. 易感人群迁入
   D. 隐性感染减少
   E. 儿童比例增加

3. 某市疾病预防与控制中心的工作人员接报，某小区出现一例 SARS 疑似患者，已收治入院。工作人员对其家庭进行消毒。该消毒属于
   A. 预防性消毒
   B. 随时消毒
   C. 终末消毒
   D. 疫源地消毒
   E. 以上均不是

4. 某传染病的最短潜伏期 7 天，最长潜伏期 25 天，平均潜伏期 14 天，症状期 21 天，恢复期 30 天，该病的检疫期限为
　　A. 7 天　　　　　B. 14 天
　　C. 21 天　　　　D. 25 天
　　E. 30 天
5. 餐饮企业对用过的餐具进行消毒，这种对餐具的消毒属于
　　A. 终末消毒　　　B. 疫源地消毒
　　C. 随时消毒　　　D. 预防性消毒
　　E. 化学消毒
6. 某大型五星级宾馆在组织服务人员进行年度例行健康检查时，发现部分人员患有疾病。按照法律规定，哪类疾病的患者治愈前可以从事直接为顾客服务的工作
　　A. 活动性肺结核　B. 渗出性皮肤病
　　C. 伤寒　　　　　D. 乙型肝炎
　　E. 痢疾
7 非典期间，某人接触了一位非典患者，那么对该接触者检疫时间的长短应该是从
　　A. 开始接触之日算起，相当于该病的最长潜伏期
　　B. 最后接触之日算起，相当于该病的平均潜伏期
　　C. 开始接触之日算起，相当于该病的平均潜伏期
　　D. 最后接触之日算起，相当于该病的最短潜伏期
　　E. 最后接触之日算起，相当于该病的最长潜伏期
8. 某市甲型肝炎流行期间，有些人为了预防甲型肝炎的发生，到防疫或医疗机构注射丙种球蛋白，这种预防接种方法属于
　　A. 人工自动免疫　B. 人工被动免疫
　　C. 自然被动免疫　D. 自然自动免疫
　　E. 被动自动免疫
9. 甲省和乙省同时暴发了传染病疫情，有权宣布这两个省为疫区的部门是
　　A. 国务院
　　B. 国务院卫生行政部门
　　C. 国家疾病预防与控制中心
　　D. 省级卫生行政部门
　　E. 省级疾病预防与控制中心
10. 2007 年，某省人民政府接到该省 A 市发生不明原因的群体性疾病的报告，此时省级人民政府应当在多长时间内向国务院卫生行政部门报告
　　A. 1 小时　　　　B. 2 小时
　　C. 3 小时　　　　D. 4 小时
　　E. 5 小时
11. 某社区针对糖尿病的预防进行宣传，以下不属于糖尿病危险因素的是
　　A. 遗传因素
　　B. 病毒感染与自身感染
　　C. 长期进食高纤维的食物
　　D. 肥胖
　　E. 体力活动过少

二、B₁ 型题（以下提供若干组考题，每组考题共用在考题前列出的 A、B、C、D、E 五个备选答案。请从中选择一个与问题关系最密切的答案。某个备选答案可能被选择一次、多次或不被选择）
（1～2 题共用备选答案）
　　A. 鼠疫　　　　　B. 传染病非典型肺炎
　　C. 肺结核　　　　D. 狂犬病
　　E. 包虫病
1. 属于甲类传染病的是
2. 属于乙类传染病但是按照甲类传染病进行管理的是
（3～4 题共用备选答案）
　　A. 医疗机构
　　B. 疾病预防与控制机构
　　C. 卫生监督机构
　　D. 卫生行政部门
　　E. 县级以上地方人民政府
3. 对传染病疫情进行流行病学调查的是
4. 当传染病暴发流行时，可以采取停工、停业、停课等措施的是

三、A₃ 型题（以下提供若干个案例，每个案例下设若干道考题。请根据答案所提供的信息，在每一道考题下面的 A、B、C、D、E 五个备选答案中选择一个最佳答案）
（1～2 题共用题干）
　　金某系韩国公民，由于连续高热在我国境内某医院就诊，被确诊为肺炭疽患者。
1. 对金某应当采取的治疗措施为
　　A. 就地医学观察　B. 遣返回国
　　C. 隔离治疗　　　D. 转往上级医院
　　E. 按患者意见提供治疗
2. 如果金某拒绝医院的强制治疗措施，如何处理
　　A. 遣返回国
　　B. 解除强制治疗措施

C. 可以由公安机关协助医疗机构采取强制隔离治疗措施

D. 转往上级医院

E. 放任不管

四、X 型题（由一个题干和 A、B、C、D、E 五个备选答案组成，题干在前，选项在后。请从五个备选答案中选出两个或两个以上的正确答案，多选、少选、错选均不得分）

1. 疫源地被消灭的条件为
   A. 传染源被移走或者不再携带病原体
   B. 外环境中的病原体被彻底消灭
   C. 经最长潜伏期后，易感者中无新病例报告
   D. 经平均潜伏期后，易感者中无新病例报告
   E. 经最长传染期后，易感者中无新病例报告

2. 对接触者的预防措施包括
   A. 医学观察　　　　B. 留验
   C. 应急接种　　　　D. 药物预防
   E. 住院隔离

3. 对易感者的预防措施有
   A. 免疫预防　　　　B. 药物预防
   C. 个人防护　　　　D. 报告登记
   E. 体检

4. 我国法定报告的甲类传染病是
   A. 鼠疫　　　　　　B. 霍乱
   C. 炭疽　　　　　　D. 伤寒
   E. 副伤寒

5. 目前我国规定的国境检疫传染病是
   A. 流行性感冒　　　B. 霍乱
   C. 鼠疫　　　　　　D. 回归热
   E. 黄热病

6. 目前我国规定的监测传染病是
   A. 疟疾、流行性感冒、脊髓灰质炎
   B. 流行性斑疹伤寒、回归热、登革热、艾滋病
   C. 疟疾、流行性感冒、霍乱
   D. 鼠疫、流行性感冒、回归热、艾滋病
   E. 霍乱、天花、流行性感冒、登革热

7. WHO 提出的扩大免疫计划，以预防
   A. 白喉、百日咳、破伤风
   B. 麻疹
   C. 脊髓灰质炎
   D. 肺结核
   E. 流行性脑脊髓膜炎

8. 我国儿童计划免疫使用的疫苗包括
   A. 卡介苗
   B. 脊髓灰质炎活疫苗
   C. 百白破混合制剂
   D. 流行性乙型脑炎疫苗
   E. 乙型肝炎疫苗

（吕　鹏　苗珈铭）

实习 10　慢性病流行病学

【实习目的】

知识目标：详细说明慢性病的定义，列举主要病种，熟知慢性病的危害，阐释主要危险因素及流行状况，展示自我管理策略，制订预防策略及措施。

能力目标：可依据具体慢性病的主要危险因素及流行状况，制订相应的慢性病自我管理策略、预防策略及措施。

素质目标：树立健康生活思维理念，逐渐养成健康的生活方式和行为习惯。

【本实习概要】

近几十年来，慢性病已成为导致中国人群死亡和疾病负担的重要公共卫生问题，同时也对社会经济的可持续发展构成了威胁。本章介绍慢性病的概念，列举主要病种，阐释慢性病的主要危险因素、流行状况及主要的预防策略与措施。本章学习要求见图 10-1。

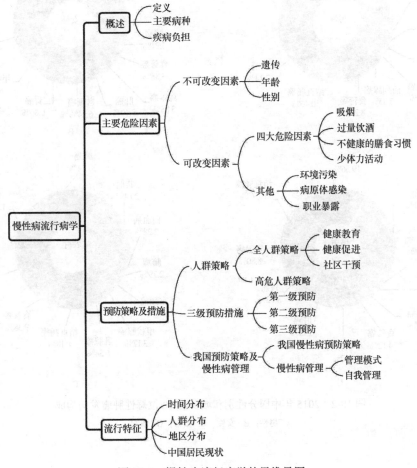

图 10-1　慢性病流行病学的思维导图

【案例分析】

课题一：全国 2015 年恶性肿瘤流行情况

某研究收集整理各省 501 个登记处上报的 2015 年肿瘤登记数据，通过数据质量的审核和评估，以符合标准的 368 个登记处数据为基础，按地区（城乡）、性别、年龄及不同肿瘤的发病率和死亡率分层，结合全国人口数据，估算全国 2015 年恶性肿瘤发病、死亡数据。标准人口采用 2000 年全国人口普查数据和 Segi's 世界标准人口。结果如图 10-2、图 10-3 所示。

> 问题 1.1　依据图 10-2，简述 2015 年全国恶性肿瘤的三间分布情况。
> 问题 1.2　依据图 10-3，简述 2015 年全国恶性肿瘤的三间分布情况。
> 问题 1.3　依据图 10-2、图 10-3，分析我国恶性肿瘤的流行状况。
> 问题 1.4　试讨论造成我国男女恶性肿瘤发病及死亡构成差别的原因。
> 问题 1.5　试讨论恶性肿瘤的疾病负担。

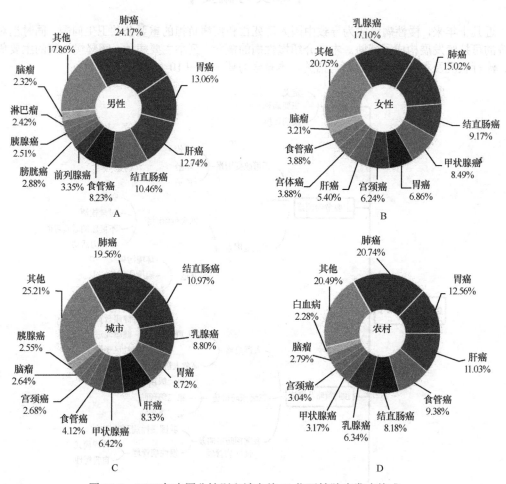

图 10-2　2015 年中国分性别和城乡前 10 位恶性肿瘤发病构成

A. 男性；B. 女性；C. 城市；D. 农村

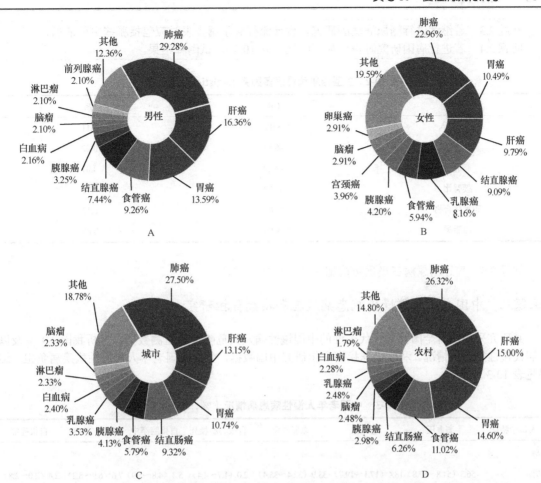

图 10-3 2015 年中国分性别和城乡前 10 位恶性肿瘤死亡构成

A. 男性；B. 女性；C. 城市；D. 农村

课题二：某市糖尿病流行病学调查

研究小组采用随机抽样的方法，对 3 个社区 20 岁以上的 10 899 名常住城镇和农村居民进行糖尿病流行病学调查，其中，男性 4992 名，女性 5907 名。调查发现糖尿病患者 452 名（4.15%），其中，男性 174 名，女性 278 名，性别差异有统计学意义 $P<0.05$。年龄与糖尿病患病情况见表 10-1。

表 10-1 某市各年龄组糖尿病患者人数及患病率

年龄组（岁）	人数	糖尿病患病人数	患病率（%）
≤30	2601	5	0.19
31～	1499	6	0.40
41～	1603	25	1.56
51～	2195	96	4.37
>60	3001	320	10.66

问题 2.1 此研究采用了哪种流行病学研究方法？

问题 2.2 此研究采用的主要指标是什么？据此简述研究结果。

问题 2.3　若继续进行糖尿病病因研究，设计流行病学调查表时应包括哪些主要信息？

问题 2.4　若进行病因研究时得到如下结果（表 10-2），试阐释结果。

表 10-2　2 型糖尿病肾病多因素 Logistic 回归分析

因素	OR	P
个人收入	3.00	0.11
高血压	46.51	0.02
肥胖史	18.62	0.07
腰臀比	55.73	0.01
碳水化合物	2.47	0.12
油脂类	38.93	0.02

问题 2.5　简述糖尿病三级预防措施。

课题三：中国老年人群慢性病患病状况和疾病负担研究

某研究采用具有全国和省级代表性的中国慢性病及其危险因素监测数据，分析我国 60 岁及以上居民慢性病患病情况。利用全球疾病负担研究中国数据，分析我国老年人群慢性病疾病负担。结果见表 10-3。

表 10-3　中国老年人慢性病患病情况（%，95%CI）

人口学特征	高血压	糖尿病	血脂异常	自报心肌梗死	自报脑卒中	自报 COPD	自报癌症
性别							
男	56.3 (54.8~57.8)	18.4 (17.1~19.7)	33.9 (32.4~35.4)	2.0 (1.7~2.4)	5.3 (4.8~5.9)	7.6 (6.9~8.2)	2.4 (2.0~2.8)
女	60.2 (58.9~61.5)	20.3 (19.2~21.5)	40.4 (38.4~42.3)	2.2 (1.8~2.6)	4.2 (3.5~4.9)	5.5 (4.8~6.2)	2.6 (2.3~2.9)
差异卡方检验	51.9	0.11	221.8	0.47	35.0	139.5	3.8
P	<0.01	0.74	<0.01	0.49	<0.01	<0.01	0.05
年龄组（岁）							
60~	54.7 (53.5~55.9)	19.0 (18.1~19.9)	39.7 (38.3~41.1)	1.7 (1.5~2.0)	4.2 (3.7~4.6)	5.2 (4.8~5.6)	2.6 (2.3~2.9)
70~	63.2 (61.6~64.8)	20.2 (18.6~21.8)	35.0 (33.1~36.9)	2.7 (2.1~3.2)	5.6 (4.5~6.8)	7.9 (6.9~9.0)	2.4 (2.0~2.7)
80~	61.6 (57.7~65.6)	18.5 (14.7~22.3)	30.4 (27.2~33.5)	2.1 (1.2~3.0)	5.1 (3.9~6.3)	9.1 (6.9~11.3)	2.2 (1.4~3.0)
趋势卡方检验	−18.5	−5.2	11.1	−4.8	−7.3	−12.3	−0.8
P	<0.01	<0.01	<0.01	<0.01	<0.01	<0.01	0.43
文化程度							
文盲、半文盲	58.3 (56.9~59.8)	18.1 (16.8~19.3)	33.2 (31.7~34.6)	1.8 (1.4~2.2)	4.4 (3.4~4.9)	6.5 (5.8~7.2)	2.3 (1.9~2.6)
小学	57.6 (55.9~59.3)	18.1 (16.6~19.6)	36.6 (34.3~38.9)	2.0 (1.5~2.4)	5.1 (4.4~5.7)	6.7 (5.8~7.6)	2.5 (2.0~3.0)
初中	58.8 (56.5~61.0)	21.9 (20.3~23.5)	43.9 (41.9~45.9)	2.3 (1.8~2.8)	5.2 (4.4~6.0)	5.9 (5.1~6.6)	2.5 (2.2~3.2)
高中/中专	59.0 (55.9~62.0)	24.2 (21.7~26.6)	46.9 (44.3~49.5)	3.1 (2.1~4.1)	6.5 (5.5~7.6)	7.0 (5.8~8.3)	3.4 (2.6~4.2)
大专及以上	58.9 (53.9~63.9)	28.6 (24.6~32.5)	53.3 (50.1~56.5)	4.4 (3.2~5.6)	7.0 (5.0~9.0)	6.7 (4.9~8.6)	3.6 (2.3~4.8)
趋势卡方检验	1.67	−2.0	−27.2	−7.4	−10.0	0.32	−5.2

续表

人口学特征	高血压	糖尿病	血脂异常	自报心肌梗死	自报脑卒中	自报 COPD	自报癌症
P	0.10	0.04	<0.01	<0.01	<0.01	0.75	<0.01
地区							
东部	59.2 (57.2~61.2)	21.6 (19.7~23.4)	40.2 (37.7~42.6)	1.8 (1.5~2.1)	5.4 (4.3~6.4)	5.8 (5.0~6.7)	2.4 (2.0~2.8)
中部	59.4 (57.2~61.6)	18.4 (16.8~20.0)	37.7 (35.6~39.8)	2.9 (2.1~3.7)	5.9 (5.0~6.8)	6.7 (5.7~7.7)	2.3 (2.0~2.6)
西部	55.5 (53.5~57.6)	17.2 (15.5~19.0)	32.1 (29.4~34.9)	1.5 (1.2~1.9)	2.5 (2.0~3.0)	7.3 (6.4~8.2)	2.9 (2.1~3.7)
差异卡方检验	90.0	16.3	310.9	49.6	209.2	158.3	4.3
P	<0.01	0.000 3	<0.01	<0.01	<0.01	<0.01	0.12
城乡							
城镇	59.8 (58.3~61.3)	23.7 (22.3~25.1)	44.2 (42.5~46.0)	2.5 (2.1~2.9)	5.7 (5.0~6.4)	6.5 (5.9~7.1)	2.9 (2.6~3.3)
乡村	57.1 (55.6~58.7)	16.0 (14.8~17.3)	31.8 (30.2~33.4)	1.8 (1.4~2.1)	4.1 (3.3~4.8)	6.5 (5.8~7.2)	2.1 (1.8~2.5)
差异卡方检验	29.3	68.4	944.0	32.0	67.5	2.1	40.9
P	<0.01	<0.01	<0.01	<0.01	<0.01	0.15	<0.01
合计	58.3 (57.1~59.5)	19.4 (18.3~20.4)	37.2 (35.7~38.7)	2.1 (1.8~2.4)	4.8 (4.2~5.3)	6.5 (6.0~7.0)	2.5 (2.2~2.8)

注：COPD，慢性阻塞性肺疾病

> 问题 3.1　依据表 10-3，简述中国老年人高血压的地区分布。
> 问题 3.2　依据表 10-3，简述文化程度对中国老年人慢性病患病情况的影响。
> 问题 3.3　简述中国老年人慢性病的主要危险因素。
> 问题 3.4　如何进行老年人的健康教育？
> 问题 3.5　什么是慢性病自我管理？

【本章习题】

一、A₁ 型题（每道考题下面有 A、B、C、D、E 五个备选答案，请从中选择一个最佳答案）

1. 以下哪项不属于慢性病的特征
   A. 起病隐匿　　　　B. 病程长
   C. 病情迁延不愈　　D. 病因复杂
   E. 病因明确

2. 以下关于慢性病流行特征描述不正确的是
   A. 慢性病的死亡率存在性别差异，不同国家的性别差异可以不同
   B. 就全球范围而言，慢性病的威胁日趋严重
   C. 现代社会慢性病造成的公共卫生问题不如传染病突出
   D. 居民的主要死亡原因与所在地区的发展程度密切相关
   E. 慢性病危险因素复杂，病程长，需较多关注其长期趋势

3. 对于常见慢性病来说，正确的是
   A. 现患率与发病率无关

B. 现患率常常大于发病率
C. 发病率常常大于现患率
D. 现患率高则发病率必定高
E. 发病率高则现患率必定高

4. 以下哪项不属于慢性病的主要疾病负担
   A. 劳动能力丧失　　B. 医患关系紧张
   C. 残疾　　　　　　D. 生活质量下降
   E. 社会经济负担加重

5. 衡量健康生命损失情况的单位，用年数表示，将早死导致的健康生命年损失和残疾导致的健康生命年损失结合起来，构成生命数量和生命质量以时间为单位的综合性指标指的是
   A. 减寿人年数
   B. 无残疾期望寿命
   C. 活动期望寿命
   D. 伤残调整生命年
   E. 健康期望寿命

6. 关于吸烟的人群归因危险度百分比（PAR%）在下列哪种情况下其数值可能更大些
   A. 吸烟引起肺癌的归因危险度很小，但人群中吸烟者比例很高
   B. 吸烟引起肺癌的相对危险度很大，但人群中吸烟者比例很低
   C. 吸烟引起肺癌的相对危险度较大，但人群中吸烟者比例很低
   D. 吸烟引起肺癌的相对危险度较小，但人群中吸烟者比例很高
   E. 吸烟引起肺癌的相对危险度很大，但人群中吸烟者比例很高

7. 由两个或以上的指标构成的健康复合指标，考虑了早死、残疾和疾病状况对健康的影响。某一人群一定时期内（通常为1年）在目标生存年龄（通常为70岁或出生期望寿命）以内死亡所造成的寿命减少的总人年数指的是
   A. 减寿人年数　　　B. 无残疾期望寿命
   C. 活动期望寿命　　D. 伤残调整生命年
   E. 健康期望寿命

8. 目前，流行病学研究的疾病范围是
   A. 传染病　　　　　B. 慢性病
   C. 急性病　　　　　D. 慢性非传染性疾病
   E. 各种疾病

9. 下列哪项指标是对疾病死亡和疾病伤残而损失的健康寿命年的综合测量
   A. 死亡率　　　　　B. DALY
   C. 病死率　　　　　D. 患病率
   E. YPLL

10. 为调查人群中糖尿病患者的患病率，宜用
    A. 个案调查　　　　B. 筛检
    C. 抽样调查　　　　D. 普查
    E. 生态学研究

二、B_1 型题（以下提供若干组考题，每组考题共用在考题前列出的 A、B、C、D、E 五个备选答案。请从中选择一个与问题关系最密切的答案。某个备选答案可能被选择一次、多次或不被选择）

（1～3题共用备选答案）
A. 空气污染　　　　B. 少体力活动
C. 高血脂　　　　　D. 高盐、高脂饮食
E. 遗传因素

1. 哪项因素为慢性病的不可改变因素
2. 哪项为糖尿病的远端因素
3. 哪项为糖尿病的近端因素

（4～5题共用备选答案）
A. 心血管病　　　　B. 癌症
C. 呼吸系统疾病　　D. 糖尿病
E. 伤害

4. 哪项不属于慢性病
5. 当代社会，哪项在全球造成的死亡数最多

三、A_2 型题（每一道考题是以一个小案例出现的，其下面都有 A、B、C、D、E 五个备选答案，请从中选择一个最佳答案）

1. 一项吸烟与肺癌关系的病例对照研究结果显示：χ^2 为12.36，$P<0.05$，OR=3.3，正确的结论为
   A. 病例组肺癌的患病率明显大于对照组
   B. 病例组发生肺癌的可能性明显大于对照组
   C. 对照组发生肺癌的可能性明显大于病例组
   D. 对照组肺癌的患病率明显大于病例组
   E. 不吸烟者发生肺癌的可能性明显小于吸烟者

2. 为研究某矿区附近人群多种慢性病的患病率及其分布特点，以了解开矿污染对附近村民健康的影响，另选一个远离矿区无污染的村庄为对照，每个区各选1000名在当地居住10年以上、年龄在20岁以上的居民，进行体格检查并填写健康调查问卷。该种调查方法是
   A. 病例对照研究　　B. 现况研究
   C. 社区试验　　　　D. 队列研究
   E. 生态学研究

3. 某学者对日本的胃癌进行流行病学调查研究，发现胃癌在日本高发，在美国低发。在美国出生的第二代日本移民的胃癌发病率高于美国人，但明显低于日本国内的日本人，这说明对胃癌发生有较大关系的因素是
   A. 遗传因素
   B. 卫生文化水平不同
   C. 环境因素
   D. 暴露机会不同
   E. 群体免疫力不同

4. 为了解某市居民慢性病患病情况以便制订相应的防治策略和措施，计划开展一项流行病学调查，要拟定一个调查方案，应该选用
   A. 60岁以上的人群进行调查
   B. 40岁以上的人群进行调查
   C. 全人群进行普查
   D. 抽样调查
   E. 调查历年死因报告了解当地主要死因

5. 一项胰腺癌的病例对照研究，病例组 17% 的患者被诊断为糖尿病，根据年龄、性别、种族配对的非胰腺癌患者为对照组仅 4% 被诊断为糖尿病，由此推断糖尿病在胰腺癌中起了病因的作用

　　A. 正确

　　B. 不对，因为没有可比人群

　　C. 不对，因为在糖尿病和胰腺癌的发生之间没有明确时间顺序

　　D. 可能不对，因为在胰腺癌病例中缺少糖尿病的确诊

　　E. 可能不对，因为在非糖尿病病例中缺少胰腺癌的确诊

6. 某中年人，童年生活受挫折，个性克制，情绪压抑，经常焦虑、抑郁，又不善于宣泄，过分谨慎，强求合作调和。他的行为模式最容易患的躯体疾病是

　　A. 冠心病　　　　　B. 脑出血

　　C. 慢性结肠炎　　　D. 甲状腺功能亢进

　　E. 癌症

7. 某社区糖尿病的发病率长期稳定，通过对糖尿病患者的饮食控制，减少糖尿病患者并发症，延长患者寿命，由此可预期的结果是

　　A. 糖尿病年患病率降低，年病死率降低

　　B. 糖尿病年患病率升高，年病死率升高

　　C. 糖尿病年患病率升高，年病死率降低

　　D. 糖尿病年患病率降低，年死亡率降低

　　E. 糖尿病年患病率升高，年死亡率先降低后升高

8. 加碘预防地方性甲状腺肿是

　　A. 一级预防　　　　B. 二级预防

　　C. 三级预防　　　　D. 慢性病的预防措施

　　E. 传染病的防疫性措施

9. 流行病学调查研究发现，糖尿病的发病率随着年龄的增大而升高。在年龄大于 65 岁的人群中，该病的患病率却随着年龄的增大呈下降趋势。对于这种现象，最可能的解释是大于 65 岁的人

　　A. 糖尿病患者的寿命较短

　　B. 糖尿病的病死率降低

　　C. 糖尿病患者的预期寿命较长

　　D. 糖尿病患者得到较好的治疗

　　E. 更注意培养合理的饮食习惯

10. 某医院统计了 1995～2000 年住院治疗的食管癌新病例的基本情况，结果如下：1995～2000 年每年住院人数分别为 45、50、65、76、82、85，占总住院患者人数比例分别为 8%、7%、6%、5%、4.5%、4%，以下结论和理由均正确的是

　　A. 住院人数统计结果表明人群食管癌发病风险逐年升高

　　B. 根据食管癌所占病例的比例来看，人群食管癌发病风险逐年下降

　　C. 不能确定人群食管癌发病风险的时间趋势，因为没有进行住院比例的统计学检验

　　D. 不能确定人群食管癌发病风险的时间趋势，因为上述指标没有反映人群发病率

　　E. 不能确定人群食管癌发病风险的时间趋势，因为住院人数和比例结果相互矛盾

四、A₃ 型题（以下提供若干个案例，每个案例下设若干道考题。请根据答案所提供的信息，在每一道考题下面的 A、B、C、D、E 五个备选答案中选择一个最佳答案）

（1～3 题共用题干）

　　某地区有固定人口 100 万人，2004 年 1 月 1 日统计有冠心病患者 8000 人，截至 2004 年 12 月 31 日，共新发生冠心病 2000 人，当年有 200 名患者死亡，其中 60 人死于其他疾病

1. 该地区当年的冠心病病死率为

　　A. 60/100 万　　　　B. 140/2000

　　C. 200/8000　　　　D. 140/10 000

　　E. 200/10 000

2. 该地区当年的冠心病患病率为

　　A. 8000/100 万　　　B. 10 000/100 万

　　C. 8000/99 万　　　 D. 10 000/99 万

　　E. 9800/99 万

3. 该地区当年的冠心病发病率为

　　A. 2000/99 万　　　 B. 10 000/99 万

　　C. 2000/100 万　　　D. 10 000/100 万

　　E. 2000/99.2 万

（4～5 题共用题干）

　　在某工厂研究饮酒与糖尿病关系的队列研究中，发现饮酒者糖尿病的发病率是 12.0%，不饮酒者糖尿病的发病率为 3.0%，该工厂工人的糖尿病发病率是 5.0%。

4. 饮酒是糖尿病的

　　A. 远端因素　　　　B. 中间因素

　　C. 保护因素　　　　D. 近端因素

　　E. 中端因素

5. 根据此资料，归因危险度为
A. 2.0%　　　　　　B. 7.0%
C. 8.0%　　　　　　D. 9.0%
E. 无法计算

五、X 型题（由一个题干和 A、B、C、D、E 五个备选答案组成，题干在前，选项在后。请从五个备选答案中选出两个或两个以上的正确答案，多选、少选、错选均不得分）

1. 慢性病包括
A. 糖尿病　　　　　B. 恶性肿瘤
C. 营养不良性疾病　D. 心血管病

E. 腰痛

2. 慢性病的主要危险因素包括
A. 吸烟　　　　　　B. 过量饮酒
C. 缺乏体力活动　　D. 高盐饮食
E. 空气污染

六、思考题

1. 常见慢性病有哪些？
2. 慢性病的主要危险因素是什么？
3. 慢性病对社会的影响是什么？
4. 我国慢性病的流行特征有哪些？
5. 慢性病的最划算的干预措施有哪些？

（杨慧君）

实习11　突发公共卫生事件调查

【实习目的】

知识目标：记忆突发公共卫生事件的定义、特征、分类和分级，突发公共卫生事件风险评估的内容；了解突发公共卫生事件流行病学调查的意义、调查过程和处置方法。

能力目标：能合理运用流行病学的研究方法完成突发公共卫生事件的调查和处置。

素质目标：帮助学生培养应对突发公共卫生事件的思维模式。

【本实习概要】

本章学习要求见图 11-1。

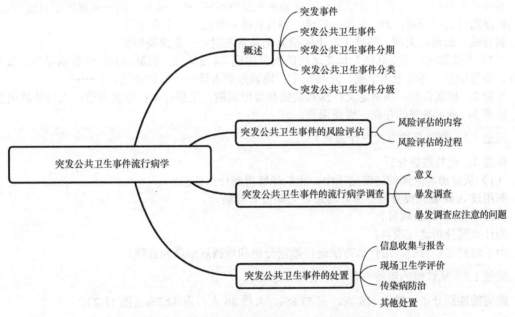

图 11-1　突发公共卫生事件调查的思维导图

【案例分析】

课题一：原因未明的疾病流行

地点：某国。

时间：1972 年 3 月初，首例病例出现；1972 年 7 月，该国卫生部意识到存在流行；1972 年 8 月 17 日，该国卫生部召开紧急会议；1972 年 8 月 26 日，最后一例病例报告。

患者：全部是儿童。

数量：204 人，224 人次（有的儿童反复发病）。

典型临床表现：会阴部红肿、溃疡性损害，中度发热（有时超过 39℃），易激惹及呕吐，交替发生的嗜睡与过度紧张和惊厥反应，严重病例大约一天就可以发展为震颤，不同程度的乏力和昏睡；25% 发展为昏迷，18% 发展为死亡；脑脊液、血液、大便、咽拭子、小便检验无异常发现。

事件：原因未明的神经性疾病的流行。

问题1.1 突发公共卫生事件流行病学调查的步骤是什么？

步骤1：准备组织：

（1）可能的病因

传染性疾病？（病因：细菌？病毒？寄生虫？立克次体？衣原体？支原体？螺旋体？真菌？食物中毒？化学品？天然毒素？传播途径：空气传播？飞沫传播？粪—口传播？接触传播？垂直传播？血液传播？）

化学物中毒？（急性？慢性？经口？经呼吸道？经皮肤？经血液？）

物理伤害？（辐射？）

职业中毒？（职业种类、中毒方式、特点）

自然灾害？

典型临床表现：

会阴部红肿、溃疡性损害——局部症状

中度发热（有时超过39℃）——感染指征

易激惹及呕吐，交替发生的嗜睡与过度紧张和惊厥反应，严重病例大约一天就可以发展为震颤，不同程度的乏力和昏睡，25%发展为昏迷，18%发展为死亡——全身症状

脑脊液、血液、大便、咽拭子、小便检验无异常发现——无感染指征

（2）人员物资：几支队伍？每支队伍的人员构成（4支队伍。每队包括：流行病学家、微生物学家、毒理学家、环境卫生学家、儿科医生、协调办事人员……）物资准备？……

步骤2：核实诊断：病例定义；探索病例和疑似病例；采集标本；个案调查；人口环境调查。

步骤3：确定暴发的存在；现场调查。

问题1.2 通过几种方式进行调查？

步骤4：资料整理分析

（1）从对患者家属的访谈结果中，我们能够得到什么信息？

都用过A牌婴儿爽身粉；患者与患者之间没有接触。

（2）要分析什么项目？

为什么要分析这些项目？

为了达到这些目的，用什么方法进行数据分析和数据展示最为合理？

问题1.3 从该病的年龄分布能得出什么结论？

疾病的性别分布：男性118人，占57.8%，女性86人，占42.2%（图11-2）。

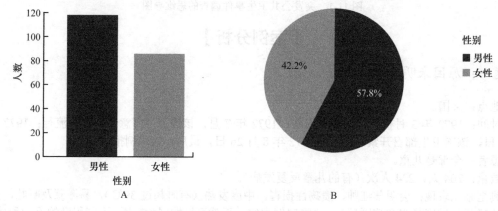

图11-2 男、女病例人数图

问题 1.4　根据疾病的性别分布可以得出什么结论?

发病时间：第一例病例发生时间 12 周，最后一例病例发生时间 36 周，包括上升期、平稳期、下降期（图 11-3）。

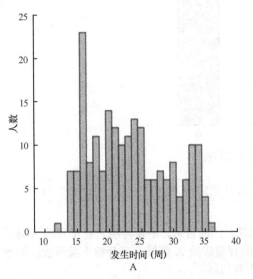
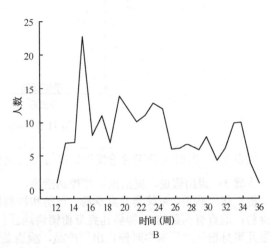

图 11-3　病例发生时间分布图

问题 1.5　根据该疾病的暴发时间可以得出什么结论?

死亡时间：第一例时间 14 周，最后一例时间 34 周（图 11-4）。

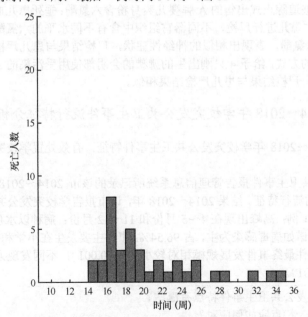

图 11-4　病例死亡时间分布图

问题 1.6　根据死亡时间的分布可以得出什么结论?

是否使用 A 牌婴儿爽身粉：不清楚是否使用 A 牌婴儿爽身粉 11 人，占 5.4%，使用 A 牌婴儿爽身粉 193 人，占 94.6%（图 11-5）。

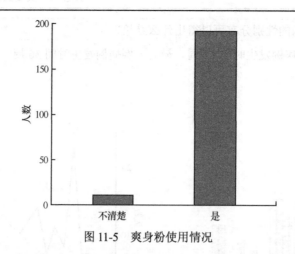

图 11-5 爽身粉使用情况

问题 1.7 根据 A 牌爽身粉使用情况可以得出什么结论？

步骤 5：提出假说，提出预防和控制措施。

提出病因假说：A 牌婴儿爽身粉；预防和控制措施：广而告之，不要再用之前买到的 A 牌婴儿爽身粉；追查有问题的 A 牌婴儿爽身粉销售地区；所有商店的 A 牌婴儿爽身粉下架回收；勒令 A 牌婴儿爽身粉生产厂家暂时停止出厂产品，检查是否有问题。

步骤 6：确证假说。

7 月份，对从厂家和商店里取得的 A 牌婴儿爽身粉进行独立和化学分析，未发现任何可疑成分；8 月 24 日，对一份从患儿家长那里获得的 A 牌婴儿爽身粉检测发现，其中含有 6.3% 的六氯酚；164 名患儿使用了相同的含有 6.3% 六氯酚的 A 牌婴儿爽身粉；除 11 例未能证实外，其余患儿购买的 A 牌婴儿爽身粉的商店被追踪正式出售的 A 牌婴儿爽身粉含六氯酚；垂死患儿血标本的血六氯酚水平为 1.15μg/mL；对死亡患儿进行尸检，不同器官组织中含有不同水平的六氯酚。动物实验表明，小鼠经口给予 6.3% 的六氯酚，表现出相似的神经性症状，尸检结果与患儿尸检结果相似。仿照患儿母亲给患儿更换尿布的方式，给予 4 只刚出生的狒狒的会阴部使用受污染的 A 牌婴儿爽身粉，若干天后出现相似的病症，尸检结果与患儿尸检结果相似。

课题二：某市 2014～2018 年学校突发公共卫生事件流行特征分析

为分析某市 2014～2018 年学校突发公共卫生事件特征，有效处置学校突发公共卫生事件提供参考依据。

收集国家突发公共卫生事件报告管理信息系统所记录的该市 2014～2018 年学校突发公共卫生事件信息，分析事件的流行特征。结果 2014～2018 年，该市报告学校突发公共卫生事件共 1069 起，发病 31 725 例，死亡 1 例；高峰出现在 4～5 月份和 11～12 月份；病种以水痘、手足口病、流行性腮腺炎、流行性感冒、诺如病毒感染为主，占 96.54%；事件主要发生在小学和托幼机构，占 85.13%；初次报告≤10 例的事件最终事件发展规模相对较小（$P<0.001$）；不同发现方式的事件，其发现时间有明显差异（$P<0.01$）。

问题 2.1 该市突发公共卫生事件特点有哪些？
问题 2.2 针对这一特点应如何应对？

课题三：某市 2005～2018 年学校突发公共卫生事件流行特征分析

分析某市学校突发公共卫生事件流行特点及趋势，为有效应对和防控提供科学依据，应用描述流行病学方法对 2005～2018 年某市学校突发公共卫生事件进行统计分析。

2005~2018 年该市共报告学校突发公共卫生事件 98 起，发病 5266 例，无死亡病例。报告事件 89.80%为传染病类，以呼吸道和肠道类为主。报告事件 10.20%为食源性疾病，以微生物性为主。传染病类事件，发病时间主要集中在 3~5 月份和 12 月至次年 1 月。发生场所主要为小学（50.00%）和托幼机构（21.43%）。托幼机构、中小学和职业学院/大学报告起数居首位的病种分别是手足口病（61.90%）、流行性感冒（31.58%/30.61%）和诺如病毒感染性腹泻（66.67%）。98 起事件介入处置时间中位数是 7.90 天，持续时间中位数为 9.97 天。

> 问题 3.1　该市学校突发公共卫生事件防控关键是什么？
> 问题 3.2　应如何应对？

附：突发公共卫生事件调查报告书写

为了保证重大传染病疫情和其他突发公共卫生事件信息的及时、规范传递与总结，有必要对突发公共卫生事件调查报告书写进行明确的分类和科学规范。良好的调查报告写作有利于及时明确调查工作的目的，真实反映突发公共卫生事件发生的起因，并客观评估各种暴露的危害，科学回顾与总结整个过程中所采取的干预措施及效果，并对有效防控公共卫生事件发展提出合理化建议。突发公共卫生事件调查报告写作是促进现场流行病学调查工作不断完善的重要手段，是现场流行病学调查工作的重要组成部分，是重要的历史档案和法律证据，也是基层公共卫生业务人员及社区医疗保健人员开展应急报告写作学习的范式。

一、突发公共卫生事件调查报告类型

突发公共卫生事件调查报告类型，常根据调查事件发展过程、应用目的进行分类。

（一）根据调查事件发展过程分类

根据所调查事件的发生发展过程及相关调查报告的撰写时间，调查报告分为发生（初次）报告、进程报告、结案报告、阶段报告等 4 类。

1. 发生（初次）报告　发生（初次）报告是在事件发生后或到达现场对事件进行初步核实后，根据事件发生情况及初步调查结果所撰写的调查报告。主要针对事件的发生信息来源、发现过程及事件的诊断或特征进行的描述，简要分析对事件性质、事件背景、波及范围及危害程度的判断等；简要介绍已经掌握的事件相关特征资料，如病例的时间、人群、地区分布；简要分析事件可能的发展趋势；初步分析事件的原因（可疑因素）；简要介绍临床症状和实验室依据和已采取的干预措施等，如事件名称、初步判定的事件类别和性质、发生地点、发生时间、发病人数、死亡人数、主要的临床症状、可能原因、已采取的措施、报告单位、报告人员及通讯方式等。

2. 进程报告　进程报告主要用于动态反映某事件调查处理过程中的主要进展、干预效果及发展趋势，以及对前期工作的评价和对后期工作的安排或建议，同时也是对初次报告进行的补充和修正。一般地，发生报告应在开展初步调查后的当天完成，进程报告应在开始调查后每隔 1~2 天完成一份。随着调查工作的开展和现场控制措施的落实，如果事件趋于逐步稳定，没有什么新的变化，在现场调查处理的中后期，进程报告的时间间隔可根据情况相应延长。

3. 结案报告　结案报告是在事件调查处理结束后，对整个事件调查处理工作的全面回顾与总结，包括事件的发现、干预措施、调查研究工作的开展及其结果、预防控制措施及其效果、事件发生及调查处理工作中暴露出的问题、值得总结的经验教训、处置或防止类似事件发生的建议等。

4. 阶段报告　阶段报告是在事件调查处理持续较长时间时，每隔一段时间对调查事件所进行的阶段性总结报告，主要用以对前期调查研究工作进行全面回顾，对事件处理情况进行阶段性评价，并对事件发展趋势及后期工作进行展望。

（二）根据应用目的分类

根据调查报告使用对象和撰写目的的不同，调查报告可以分为行政报告、业务报告、医学论文等。

1. 行政报告　行政报告主要是向政府及卫生行政部门所作的报告。报告应简明，速度要快，主

要介绍事件发生、发展情况和原因；已经开展的工作和成绩；存在的主要问题；下一步工作打算和建议；需要政府或卫生行政部门解决的问题等。

2. 业务报告　业务报告类似于一般结案报告，多为一起事件调查处理结束后所撰写的全面报告，较之论文该报告相对自由，不受论文格式和篇幅的制约，可根据内容需要对各部分进行较为灵活的安排。

3. 医学论文　医学论文类调查报告是就整个事件或事件调查处理的某个侧面，严格按照医学论文的格式和要求所撰写的调查报告。

二、调查报告写作的格式

主要重点介绍行政报告、业务报告、医学论文类调查报告写作的格式及内容要求。

（一）行政报告

突发公共卫生事件调查处理后，应迅速撰写行政调查报告并及时上报有关政府、行政部门。

行政报告提纲包括标题、前言（事件发生的简单经过）、事件概况、已采取的措施及效果评价、调查结论与趋势分析、下一步建议与要求、报告单位和报告日期。

1. 标题　标题是报告的高度概括，包括时间、地点及主要内容，有时时间、地点也可省略。题目应简练、准确。其基本格式为："××关于××××的调查报告""关于××××的评价报告""××××调查"等。一般用"关于+地点+事件名+的调查报告"表示。

2. 前言　说明突发公共卫生事件发现的简单经过，该起突发公共卫生事件发生的接报与上报情况，本级负责该事件应急处理人员的组成，并说明这是一项什么样的调查工作。

3. 事件概况　简单描述事件发生的经过，调查处理的经过（主要做了哪些事、工作进行的地点和日期等）、工作的主要结果（少数主要的）、总体评价，调查、采样与检测中获得的各项信息。

4. 已采取的措施及效果评价　说明针对该起事件目前已采取的控制措施，并评价这些措施对控制事件发展的效果。

5. 调查结论与趋势分析　根据调查结果、流行因素分析及措施评价后得出的结论，分析预测该重大灾害事件的发展趋势。

6. 下一步建议与要求　根据调查结论及措施评价，对已采取的措施进行进一步修正或补充，提出下一步工作建议，包括进一步调查研究的建议和对需解决问题采取的对策与方法。

7. 报告单位和报告日期　在整个报告的结尾，应写明报告单位的全称，加盖公章，并用汉字写上报告发文的具体时间。

（二）业务报告

一起突发公共卫生事件调查处理结束后，应迅速撰写全面的业务调查总结报告。业务报告提纲包括标题、前言、基本情况、核实诊断（临床表现、临床辅助检查信息）、流行特点（流行强度、三间分布、相关图表）、病因或流行因素推测与验证（包括分析流行病学的应用、采样与实验室检测结果）、防治措施与效果评价、建议、小结，报告单位和报告日期。

1. 前言　主要简述发现突发公共卫生事件的信息来源（包括接报与上报情况）、发生的经过，开展本次调查的性质和调查目的，简单描述现场工作的经过（包括听取基层汇报、核实诊断、现场调查内容等，地点和日期）。一般在200字左右。

2. 基本情况　简述事件发生地的地理位置、环境、气候条件、人口构成状况、社会经济状况、卫生服务状况、平时疾病流行情况或历史上该疾病在该地区流行状况、该地区有关的预防接种情况等。重点说明与事件性质和原因有关的各种情况，如虫媒传染病应说明媒介虫种的种群、密度与变化情况。

3. 核实诊断　主要诊断依据，如果疾病无公认的诊断标准（如新发传染病和不明原因的疾病），应列出病例定义和分级定义。临床表现：描述患者的临床症状和体征、临床上的分型及其特点。临床辅助检查信息：各种临床辅助检查的结果。

4. 流行特点　流行强度，描述事件的总发病数和发病率、死亡数和死亡率等，事件的波及范围；描述三间分布，即发病的时间分布、地点分布、人群分布，尤其要用相对数来进行描述；尽可能用图表来表示，以求简单明了。

5. 病因或流行因素推测与验证　综合临床信息、流行特点，提出病因假设。验证假设，描述分析流行病学调查方法（病例对照研究和队列研究）、调查结果及关联强度、剂量-反应关系等指标；传染来源与相关因素调查结果的分析，描述标本的采集和检测结果。综合干预效应等进行病因推断以确定病因，对该事件作出可能的结论判断及排除其他的理由。

6. 防治措施与效果评价　描述各种技术措施的落实过程情况，采取措施的时间、范围和对象等。选择过程性指标进行描述，如疫苗接种率、传染源的隔离率等。防治措施实施后，应对其效果作出评价，反过来也可验证调查分析是否正确。如果效果不佳或发生续发病例，应说明原因。需要修正的控制措施，要分开描述已采取的防治措施和即将采取的防治措施。

7. 建议　综合各方面的情况，根据调查结果、流行因素分析及措施落实情况、事件的复杂程度，分析预测该事件的可能发展趋势，提出下一步工作建议，包括进一步调查研究的建议和对需解决问题采取的对策与方法。根据该起重大公共卫生事件的病因调查和控制实践经验，提出将来防止类似事件发生的建议。

8. 小结　如果整个调查控制比较复杂，可将主要情况进行摘要小结。

（三）医学论文类调查报告

医学论文类调查报告包括题名、作者及所在单位、摘要、关键词、前言、材料与方法、结果、讨论与结论、致谢、参考文献。全文字数要求控制在 3000～5000 字，字数不宜过长，一般有 1500字就可构成单篇发表。具体参考国家标准《科学技术报告、学位论文和学术论文的编写格式》《文摘编写规则》《文后参考文献著录规则》《标准化工作导则》的规定。科技论文章、条的划分、编号和排列均应采用阿拉伯数字分级编写。

三、调查报告写作的基本要求

调查报告撰写要有时效性与针对性、真实性与科学性、实用性与创造性、思想性与流畅性。

（一）时效性与针对性

调查报告所要反映的内容，多为疾病预防与控制工作中亟需解决的问题，是及时开展深入调查和做出决策的重要依据，要求讲究报告时限和程序。

（二）真实性与科学性

客观真实是调查报告的基础，真实性是调查报告的生命。调查报告的全部写作过程，实际上就是通过客观事实去认识和说明调查事件的过程。调查报告必须以调查所得到的客观资料为依据，经过认真的分析研究，进行合理的推理，得出科学的结论。科学性是指调查报告在方法论的特点、论述的内容上具有科学可信性。写作中一切要遵循科学原理，符合客观实际，一切要讲究理论依据和事实依据。所用的调查方法必须符合科学要求，不能凭主观臆断或个人好恶随意地取舍素材或得出结论，必须根据足够的和可靠的实验数据或现象观察作为立论基础。在业务报告或医学论文中尽量采用科学的专用术语。

（三）实用性与创造性

所写的调查报告或论文要具有实际应用价值，对社会、对学科有存在价值和推进的作用，特别是应对当前工作具有参考价值，对面上或全局工作具有指导意义。创造性被认为是论文的生命、灵魂，也是水平的标志。它要求文章所提示的事物现象、属性、特点及事物运动时所遵循的规律或者这些规律的运用必须是前所未有的、首创的或部分首创的，必须有所发现和有所创造，而不是简单地对前人工作的复述、模仿或解释。

（四）思想性与流畅性

通过调查报告的思想性引导群众、教育群众，提高人民群众的认识觉悟和自我保护能力。调查报告应注意审核和修改，注意主题突出、文字精练、笔调明快，用词准确，尽量避免使用模糊语言。

总之，突发公共卫生事件调查报告的写作形式多样，在实际工作中不同职能岗位的工作人员应该根据具体情况选择适合的形式，规范、及时地报告、传递信息。

【本章习题】

一、A₂ 型题（每一道考题是以一个小案例出现的，其下面都有 A、B、C、D、E 五个备选答案，请从中选择一个最佳答案）

1. 某地发生一起食品安全事故，多个部门参与该起事故的调查工作。这些参与食品安全机构调查的部门应当在哪一部门的统一组织协调下工作
   A. 卫生行政部门
   B. 疾病预防与控制机构
   C. 质量监督部门
   D. 食品药品监督管理部门
   E. 工商行政管理部门

2. 某机床厂的喷漆女工，近期发现皮下有时有出血点、牙龈容易出血，并易感冒，医院血常规检查发现，该女工的白细胞和血小板计数均明显低于正常值下限。对该女工应采取的措施中不包括
   A. 抓紧对症治疗
   B. 由临床医师进行职业病的诊断
   C. 对工作场所进行职业性有害因素检测
   D. 详细了解该职工的职业史
   E. 确诊后，应尽快调离原工作岗位

3. 在对某工厂职业人群进行体检时，发现某种常见病的发病率明显高于一般人群，此种疾病很可能是
   A. 职业病　　　　B. 传染病
   C. 工作有关疾病　D. 公害病
   E. 以上都不是

4. 2013 年 1 月 15 日至 2013 年 2 月 3 日，某区疾控预防与控制中心陆续接到本区数所学校报告，学生中陆续发现一种原因不明的发热、食欲不振、全身不适、乏力，部分人巩膜黄染的病例 86 例。该区自 2013 年 1 月 1 日起供餐公司开始向学校供应午餐。若派你去调查处理这起疫情，你在调查处理疫情前制订调查方案时，不包括
   A. 调查目的
   B. 调查方法（现况、病例对照、队列研究）
   C. 调查内容
   D. 调查表设计
   E. 调查资料的处理

5. 甲省和乙省同时暴发了传染病疫情，有权宣布这两个省为疫区的部门是
   A. 国务院
   B. 国务院卫生行政部门
   C. 国家疾病预防与控制中心
   D. 省级卫生行政部门
   E. 省级疾病预防与控制中心

6. 2007 年，某省人民政府接到该省 A 市发生不明原因的群体性疾病的报告，此时省级人民政府应当在多长时间内向国务院卫生行政部门报告
   A. 1 小时　　B. 2 小时　　C. 3 小时
   D. 4 小时　　E. 5 小时

二、B₁ 型题（以下提供若干组考题，每组考题共用在考题前列出的 A、B、C、D、E 五个备选答案。请从中选择一个与问题关系最密切的答案。某个备选答案可能被选择一次、多次或不被选择）

（1～2 题共用备选答案）
   A. 医疗机构
   B. 疾病预防与控制机构
   C. 卫生监督机构
   D. 卫生行政部门
   E. 县级以上地方人民政府

1. 对传染病疫情进行流行病学调查的是
2. 当传染病暴发流行时，可以采取停工、停业、停课等措施的是

（吕　鹏　苗珈铭）

实习 12　分子流行病学

【实习目的】

知识目标：理解分子流行病学的科学内涵，罗列生物标志的类型并解读其应用，探究生物标志的选择，归纳常用的研究设计，总结分子流行病学的应用与展望。

能力目标：在进行分子流行病学研究时，能独立进行研究设计，会选择合适的生物标志。

素质目标：正确看待分子流行病学等分支学科的产生，理解交叉学科产生的意义。

【本实习概要】

分子流行病学是传统流行病学和新兴生物学技术的结合，本章主要内容为分子流行病学的科学内涵，生物标志的分类及应用，分子流行病学的主要研究方法及应用与展望。本章学习要求见图 12-1。

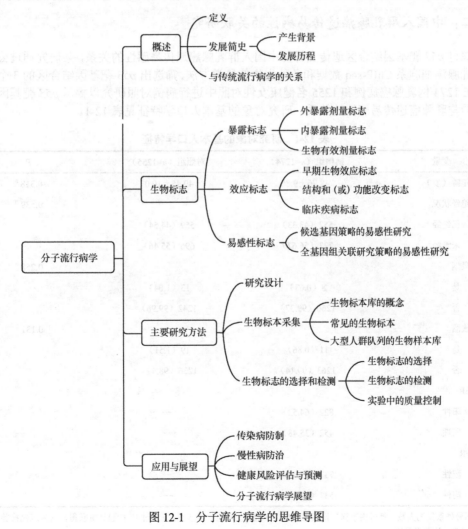

图 12-1　分子流行病学的思维导图

【案例分析】

课题一：中国食管癌分子流行病学研究

某研究者进行中国食管癌分子流行病学的系列研究，研究过程中发现叶酸缺乏与多种癌症相关，叶酸的重要生物学功能是提供甲基基团，亚甲基四氢叶酸还原酶（MTHFR）是催化叶酸生物转化形成甲基供体的关键酶，MTHFR 基因有两个常见的单核苷酸多态性即 677C/T 和 1298A/C，这两个突变均能导致 MTHFR 活性显著降低。

问题 1.1　由此可作出怎样的假设？请进行一个研究设计验证假设。

问题 1.2　随后进行 MTHFR 基因功能性变异研究时发现，无论是患者还是健康者均没有 677TT/1298CC 基因型，由此得出的结论是什么？

问题 1.3　随后的研究发现食管癌高发区贲门癌也常见，提示了什么信息？可进行怎样的研究？

问题 1.4　研究结果发现，携带 677TT 或 1298CC 基因型者发生食管癌的风险分别比携带 677CC 或 1298AA 者高 6.18 倍（95%CI：3.32～11.51）和 4.43 倍（95%CI：1.23～16.02），据此，对携带 MTHFR 变异基因的高风险个体提出怎样的建议？

问题 1.5　上一问题的研究中，MTHFR 基因多态性属于哪种生物标志？采用的是哪种设计类型？

课题二：中国人群乳腺癌遗传易感性的关联研究

为探讨 p53 靶基因结合区遗传变异与中国人群乳腺癌遗传易感性的关系，某研究通过公关数据库下载乳腺癌细胞系 ChIP-seq 数据和各种生物信息学方法，筛选出 p53 靶基因结合区的 3 个多态位点，并在 1274 例乳腺癌病例和 1255 名健康女性对照中进行病例对照研究以揭示 p53 靶基因结合区遗传变异与乳腺癌遗传易感性的关系，研究对象的基本人口学特征见表 12-1。

表 12-1　研究对象的基本人口学特征

变量	病例组（n=1274）	对照组（n=1255）	P
年龄（岁）	48.76±9.86	49.45±10.07	0.318 [a]
绝经状况			0.539 [b]
已绝经	552（43.33）	559（44.54）	
未绝经	722（56.67）	696（55.46）	
吸烟			0.258 [b]
是	8（0.63）	13（1.04）	
否	1266（99.37）	1242（99.96）	
饮酒			0.131 [b]
是	11（0.86）	19（1.51）	
否	1263（99.14）	1236（98.49）	
ER			
阳性	822（64.52）	—	
阴性	452（35.48）	—	
PR			
阳性	737（57.85）		
阴性	537（42.15）		

注：括号外数据为人数，括号内数据为构成比（%）；a 通过 t 检验计算获得；b 通过 χ^2 检验计算获得，均为双侧检验；ER，雌激素受体；PR，孕激素受体

问题 2.1　研究中为何要调查人口学特征？

问题 2.2　随后的 *p53* 靶基因结合位点与乳腺癌发病风险的关联分析结果见表 12-2，得到的结论是什么？随后还能进行怎样的研究？

表 12-2　*p53* 靶基因结合位点与乳腺癌发病风险的关联分析

变量	病例组 (*n*=1 274) [a]	对照组 (*n*=1 255)	对照组中的 MAF	千人计划中中国人群的 MAF	P [b]	OR (95%CI) [b]	P (FDR 检验)	P (H-W 遗传平衡检验)
VMP1-rs1295925			0.471-C	0.460				0.286
CC	223（18.03）	277（22.95）			—	1.00		
CT	618（49.96）	583（48.30）			0.010	1.32（1.07~1.62）	0.030	
TT	396（32.01）	347（28.75）			0.003	1.41（1.13~1.78）	0.009	
C/T					0.004	1.18（1.05~1.32）	0.012	
显性模型 [c]					0.003	1.35（1.11~1.65）	0.009	
隐性模型 [d]					0.084	1.17（0.98~1.39）	0.252	
相加模型					0.005	1.18（1.05~1.32）	0.015	
BCAS1-rs3787547			0.269-A	0.360				0.164
GG	639（52.77）	651（54.30）			—	1.00		
GA	467（38.56）	452（37.70）			0.534	1.06（0.89~1.25）	0.801	
AA	105（8.67）	96（8.00）			0.46	1.32（0.83~1.51）	0.690	
G/A					0.375	1.06（0.93~1.20）	0.563	
显性模型					0.432	1.07（0.91~1.25）	0.648	
隐性模型					0.543	1.09（0.82~1.46）	0.543	
相加模型					0.384	1.06（0.53~1.20）	0.576	
BCAS1-rs290392			0.419-G	0.350				0.591
GG	210（17.36）	216（17.91）			—	1.00		
GA	566（46.78）	578（47.93）			0.926	1.01（0.81~1.26）	0.926	
AA	434（35.86）	412（34.16）			0.476	1.09（0.86~1.38）	0.476	
G/A					0.404	1.05（0.94~1.18）	0.404	
显性模型					0.693	1.04（0.85~1.29）	0.693	
隐性模型					0.366	1.08（0.91~1.28）	0.549	
相加模型					0.409	1.05（0.94~1.18）	0.409	

注：a 括号外数据为人数，括号内数据为构成比（%）；b 校正年龄、吸烟饮酒和绝经状况等因素；c 3 个位点的显性模型基因型分别为 VMP1-rs1295925：（CC+CT）/TT，BCAS1-rs3787547：（GG+GA）/AA，BCAS1-rs290392：（GG+GA）/AA；d 3 个位点的隐性模型基因型分别为 VMP1-rs1295925：CC/（CT+TT），BCAS1-rs3787547：GG/（GA+AA），BCAS1-rs290392：GG/（GA+AA）；MAF，Minor Allele Frequency 最小等位基因频率；FDR，False Discovery Rate 错误发现率

问题 2.3　此研究的生物标志属于哪类？采用的是哪种设计类型？

问题 2.4　如何将此研究应用到慢性病防治中？

课题三：食源性小肠结肠炎耶尔森菌耐药及分子流行病学特征

　　某研究 2012～2016 年主动、定点采集上海市浦东区 4 类流通生鲜食品，使用冷增菌方法分离小肠结肠炎耶尔森菌，并分析菌株生物型、血清型、毒力基因型、耐药性和 PFGE 分子型别。以了解上海市浦东区食源性小肠结肠炎耶尔森菌耐药及分子流行病学特征。不同季节食源性小肠结肠炎耶尔森菌检出情况见图 12-2。

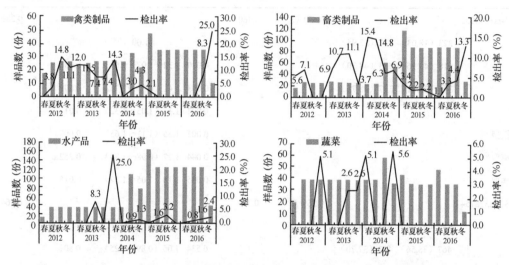

图 12-2　上海市浦东区不同季节食源性小肠结肠炎耶尔森菌检出情况

　　问题 3.1　根据图 12-2 阐释食源性小肠结肠炎耶尔森菌的时间分布。
　　问题 3.2　此研究的生物标志属于哪类？
　　问题 3.3　进一步研究不同年份食源性小肠结肠炎耶尔森菌对 4 种抗菌药物耐药性变化，结果见图 12-3，如何阐释结果？还需进行怎样的研究？

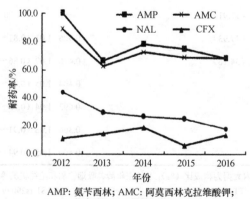

AMP: 氨苄西林；AMC: 阿莫西林克拉维酸钾；
NAL: 萘啶酸；CFX: 头孢西丁

图 12-3　上海市浦东区不同年份食源性小肠结肠炎耶尔森菌对 4 种抗菌药物耐药性的变化

　　问题 3.4　分子流行病学如何应用在传染病防制中？此研究属于哪方面？

【本章习题】

一、A₁ 型题（每道考题下面有 A、B、C、D、E 五个备选答案，请从中选择一个最佳答案）

1. 分子流行病学和传统流行病学最主要的不同在于
   A. 对象　　　　　　B. 结局
   C. 研究目的　　　　D. 调查方法
   E. 研究设计

2. 生物标志的类型包括
   A. 暴露标志、免疫标志、效应标志
   B. 免疫标志、易感性标志、暴露标志
   C. 暴露标志、病理标志、易感性标志
   D. 暴露标志、效应标志、易感性标志
   E. 效应标志、免疫标志、易感性标志

3. 以下生物标志哪个最有可能为外暴露标志
   A. 血液中尼古丁水平
   B. DNA 甲基化水平
   C. 血清甲胎蛋白浓度
   D. 空气中 PM2.5 浓度
   E. 染色体的单核苷酸多态性

4. 以下生物标志哪个最有可能为效应标志
   A. 血液中营养素水平
   B. 汽车尾气一氧化碳浓度
   C. DNA 加合物水平
   D. 染色体拷贝数变异
   E. 血清天冬氨酸氨基转移酶

5. 分子流行病学常用研究设计不包括
   A. 病例对照研究
   B. 病例-病例研究
   C. 巢式病例对照研究
   D. 前瞻性研究
   E. 基于家系设计的连锁分析

6. 以下生物标志哪个最有可能为易感性标志
   A. 癌前病变的病理诊断
   B. 染色体的单核苷酸多态性
   C. 结肠组织切片
   D. 人乳头状瘤病毒在宫颈的表达
   E. 吸烟烟雾浓度

7. 以下关于生物标本库的说法错误的是
   A. 生物标本的采集没有标准的操作流程
   B. 采集过程不能受到污染
   C. 储存的生物标本在有效期内进行的检测结果稳定一致
   D. 生物标本应有详细的背景材料
   E. 生物标本应有详细的鉴别标志

8. 以下关于分子流行病学产生背景描述不正确的是
   A. 病原生物不断出现多样性和多变性，传统流行病学研究方法难以解决
   B. 分子生物学理论和技术发展到了顶峰
   C. 传统的病因研究方法不关注中间的具体发展过程
   D. 个体或群体间对于疾病的易感性差别很大
   E. 个体或群体间对于疾病治疗的反应差别很大

9. 在分子流行病学研究中，选择偏倚除样本选择偏倚外，还可能出现
   A. 检测偏倚　　　　B. 标本采集偏倚
   C. 标本储存偏倚　　D. 混杂偏倚
   E. 信息偏倚

10. 在分子流行病学研究中，暴露标志和效应标志是结合疾病的阶段和研究需要确定的；根据研究目的的不同，大多情况下，一项生物标志
    A. 作为暴露标志就不能作为效应标志
    B. 作为效应标志就不能作为暴露标志
    C. 有时作为效应标志，有时也可作为暴露标志
    D. 可以同时既是暴露标志又是效应标志
    E. 只宜作为暴露标志

二、B₁ 型题（以下提供若干组考题，每组考题共用在考题前列出的 A、B、C、D、E 五个备选答案。请从中选择一个与问题关系最密切的答案。某个备选答案可能被选择一次、多次或不被选择）

（1～3 题共用备选答案）
   A. 探索疾病的病因及发病机制
   B. 评估个体易感性和确定高危人群
   C. 慢性病防治措施的制订
   D. 辅助疾病精准诊疗
   E. 慢性病防治措施的效果评价

1. 某研究团队进行首个中国人群肺癌全基因组关联研究，发现 4 个染色体区域的 6 个基因多态性与中国人群肺癌发病相关，此分子流行病学研究最可能应用于慢性病防治的

2. 某慢性病研究发现 *CerbB-2* 基因的扩增和过度表达提示乳腺癌不良预后，此分子流行病学研究最可能应用于慢性病防治的

3. 某研究发现肥胖基因的表达产物 Lepin 可通过偶联和激活酪氨酸蛋白激酶家族实现信号

转导，进而诱导乳腺癌细胞增殖，此分子流行病学研究最可能应用于慢性病防治的

（4～5 题共用备选答案）

A. 分子特性

B. 时相特性

C. 个体内变异

D. 个体或群体间变异

E. 储存变异

4. 某乳腺癌研究发现抑癌基因 *nm23* 在患者体内低表达，部分患者接受治疗后，*nm23* 表达升高，此研究体现的生物标志特性为

5. 某实验技术员发现−80℃冰箱内保存的 DNA 在经过反复冻融后，DNA 浓度发生变化，此研究体现的生物标志特性为

三、A₂ 型题（每一道考题是以一个小案例出现的，其下面都有 A、B、C、D、E 五个备选答案，请从中选择一个最佳答案）

1. 研究发现粪便中检测 *KRAS* 基因突变及 *NDRG4* 和 *BMP3* 基因甲基化水平可用于结直肠癌发病风险预测，此生物标志最有可能属于

A. 早期生物效应标志

B. 结构和（或）功能改变标志

C. 内暴露标志

D. 临床疾病标志

E. 生物有效剂量标志

2. 研究发现 SARS 患者早期的病毒与果子狸分离出的 SARS 病毒仅相差 27 个碱基对，中期病毒分子结构稳定，病毒传染力强，后期病毒碱基短缺可达数百个，病毒的传播力大大减少，此研究属于分子流行病学传染病防治的哪种应用

A. 病原体的分离和检测

B. 病原生物进化变异规律研究

C. 传染源追踪

D. 确定传播途径

E. 传染病防治措施及其效果评价

3. 某乙型肝炎病毒（HBV）的分子流行病学研究结果提示不同基因型 HBV 对抗病毒药物的应答存在差异性，此研究属于分子流行病学传染病防治的哪种应用

A. 病原体的分离和检测

B. 病原生物进化变异规律研究

C. 传染源追踪

D. 确定传播途径

E. 传染病防治措施及其效果评价

4. 某研究选取超过 3 万例无心血管疾病病史的

健康受试者，对其进行与心脏疾病相关的多位点风险评分，以评价这些位点对于个体患病风险的预测效果，并探讨将其与体重指数、血压及家族史等其他因素整合后能否作为冠心病的常规预测指标，此研究最可能应用于

A. 慢性病防治措施的制定

B. 确定传播途径

C. 健康风险评估与预测

D. 辅助疾病精准诊疗

E. 传染源追踪

5. 某贲门癌分子流行病学研究显示 CYP2 E1 Pst I 多态性与贲门癌相关，C1/C1 基因型是危险基因型，且与吸烟存在交互作用，此研究涉及的生物标志最有可能属于

A. 易感性标志　　B. 临床疾病标志

C. 功能改变标志　D. 暴露标志

E. 早期生物效应标志

6. 学者对湖北省 20 例经血感染 HIV 的感染者携带的病毒株进行基因序列测定和亚型分析，结果显示，20 例感染者携带的是 HIV-1 B 亚型，彼此间基因离散率 1.9%，毒株与云南静脉吸毒者及河南、四川的经血感染人群中 HIV-1 B 亚型密切相关。此为分子流行病学在传染病防治中的哪个应用

A. 传染病防治措施评价

B. 宏基因组学鉴定病原体

C. 病原生物进化变异规律研究

D. 传染源追踪和确定传播途径

E. 传染病防治措施效果评价

7. 某研究发现哮喘患儿血清 miR-155 水平与室内 PM2.5 和 HCHO 水平密切相关，室内空气污染加重了儿童哮喘的发生，并诱导其 miR-155 水平变化，此研究的生物标志属于

A. 易感性标志　　B. 临床疾病标志

C. 功能改变标志　D. 外暴露标志

E. 内暴露标志

8. 研究表明中性粒细胞明胶酶相关脂质运载蛋白可调节细胞分化、细胞凋亡和减轻氧化应激损害，在不同临床环境下早期识别急性肾损伤，此研究的生物标志属于

A. 易感性标志　　B. 临床疾病标志

C. 功能改变标志　D. 暴露标志

E. 早期生物效应标志

9. 研究发现血液中高多酚类物质、维生素 C、维生素 E 水平可以在一定程度上减少阿尔茨海默病的发病率或推迟发病时间，此研究的

生物标志属于

 A. 易感性标志   B. 临床疾病标志

 C. 功能改变标志 D. 外暴露标志

 E. 内暴露标志

四、A₃ 型题（以下提供若干个案例，每个案例下设若干道考题。请根据答案所提供的信息，在每一道考题下面的 A、B、C、D、E 五个备选答案中选择一个最佳答案）

（1～2 题共用题干）

  某研究选择某儿童医院心内科 2018 年 10 月确诊的 1 个纯合子家族性高胆固醇血症（HoFH）家系先证者及家系成员共 20 人为研究对象，进行基因型与表型分析，发现 LDLR-E140K 是家族性高胆固醇血症的致病性变异。

1. 此研究设计属于

 A. 病例对照研究

 B. 病例-病例研究

 C. 巢式病例对照研究

 D. 前瞻性研究

 E. 基于家系设计的连锁分析

2. 此研究采用的生物标志最可能属于

 A. 易感性标志   B. 临床疾病标志

 C. 功能改变标志 D. 暴露标志

 E. 早期生物效应标志

（3～5 题共用题干）

  某研究通过对全血中超氧化物歧化酶（SOD）活性含量测定，了解接触甲醛对人体 SOD 含量的影响。同时使用世界卫生组织推荐的神经行为功能核心测试组合，对甲醛作业工人进行神经行为功能测试，观察了甲醛对作业工人神经行为功能的改变，以探讨甲醛对接触工人早期损害的诊断指标。

3. 此研究中的甲醛最可能属于

 A. 易感性标志   B. 临床疾病标志

 C. 功能改变标志 D. 暴露标志

 E. 早期生物效应标志

4. 该研究调查对象接触组为福州郊区十家制鞋厂或涂料厂接触甲醛的作业工人 147 名；对照组为同企业无接触甲醛及其他有毒有害因

素接触史的正常健康人员 75 人。以下说法不正确的是

 A. 此研究为病例对照研究

 B. 此研究属于分子流行病学研究的范畴

 C. 此研究可用于探索疾病的病因及发病机制

 D. 此研究的人体 SOD 含量为生物标志

 E. 甲醛为无色、有刺激味、易挥发气体，长期超标接触对人体有致癌、致畸变作用

5. 对甲醛浓度进行监测时，不正确的是

 A. 工厂内人员对工厂环境更加熟悉，监测地点可由其进行选定

 B. 实验仪器统一调校，不得随意更换

 C. 测量方法要统一

 D. 最好使用同一批次试剂材料

 E. 保证同一操作者或不同操作者的可重复性

五、X 型题（由一个题干和 A、B、C、D、E 五个备选答案组成，题干在前，选项在后。请从五个备选答案中选出两个或两个以上的正确答案，多选、少选、错选均不得分）

1. 分子流行病学研究中常见的生物标本有

 A. 病原生物标本 B. 血清

 C. 口腔脱落细胞 D. 尿液

 E. 肿瘤组织

2. 分子流行病学研究中生物标志选择的原则包括

 A. 生物标志特异、稳定

 B. 标本采集、储存方便

 C. 检测方法简单、实用

 D. 操作规范，便于与同类研究结果比较

 E. 检测方法灵敏度和特异度高

六、思考题

1. 分子流行病学产生的背景是什么？

2. 分子流行病学与传统流行病学的共同点和区别有哪些？

3. 分子流行病学中生物标志如何分类？

4. 分子流行病学主要研究方法有哪些？

5. 分子流行病学研究中常见生物标本有哪些？

6. 分子流行病学中生物标志选择的原则有哪些？

7. 分子流行病学的应用与展望是什么？

（杨慧君）

实习 13　循证医学与系统综述

【实习目的】

知识目标：详细陈述循证医学的概念、循证医学证据的分级和质量评估；了解系统评价的过程，循证医学的启示和挑战等前沿拓展知识。

能力目标：把握循证医学的基本思想，能根据实际问题完成系统评价。

素质目标：帮助学生培养以研究证据为核心的思维模式。

【本实习概要】

循证医学是指遵循证据的医学，本章主要内容为循证医学的概述、循证医学实践的基础及方法，系统综述的概念、步骤及方法，偏倚的来源、种类及控制等。本章学习要求见图 13-1。

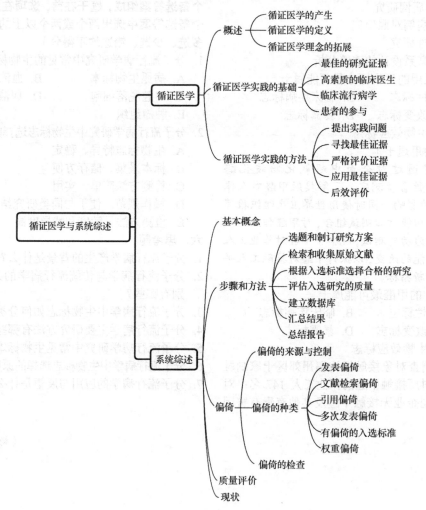

图 13-1　循证医学与系统综述的思维导图

【案例分析】

课题一：戒烟与高血压发病风险的 Meta 分析

　　某研究欲评价戒烟与高血压发病风险的关系，系统检索 2001～2016 年 PubMed、Embase、维普和中国知网数据库关于戒烟、目前吸烟与高血压发病风险的研究，使用随机效应模型计算 RR 值及其 95%CI，最终共纳入 8 个研究，共计 70 130 名参加者和 21 238 例高血压新发病例，结果显示戒烟者与目前吸烟者相比，高血压发病风险为 1.08（95%CI：0.94～1.20），校正年龄、体重指数等混杂因素后，发病风险为 0.91（95%CI：0.33～2.50）。

　　问题 1.1　此研究搜集的原始研究类型是什么？
　　问题 1.2　选择随机效应模型的依据是什么？
　　问题 1.3　除了维普和知网，国内还有哪些数据库？
　　问题 1.4　阐释结果并得出初步结论。

课题二：长链非编码 RNA TUG1 在骨肉瘤中发生机制的系统回顾和 Meta 分析

　　某研究旨在系统回顾长链非编码 RNA TUG1（lncRNA TUG1）在骨肉瘤发生、发展中的机制，以及探讨 TUG1 在评估骨肉瘤患者预后中的价值。系统检索 PubMed、Embase、Web of Science、Cochrane library、中国知网和万方医学数据库，收集 TUG1 与骨肉瘤发生及预后的相关文献。系统回顾 TUG1 在骨肉瘤发生、发展中的机制，并采用 Stata12 软件（Stata 公司，美国）对 TUG1 与骨肉瘤患者预后的相关性进行 Meta 分析。结果表明，TUG1 主要通过发挥竞争性内源 RNA（competing endogenous RNA）效应调控骨肉瘤细胞增殖、凋亡和侵袭等过程，涉及通路包括 AKT 信号通路和 Wnt/β-catenin 信号通路。本研究共纳入 4 篇文献进行 Meta 分析，共 244 例骨肉瘤患者。TUG1 表达升高的骨肉瘤患者总体生存率低于 TUG1 表达降低的骨肉瘤患者（OR=1.921，95%CI：1.361～2.712，$P<0.001$）。不仅如此，骨肉瘤患者组织中 TUG1 表达升高往往提示肿瘤具有更大的体积（OR=4.084，95%CI：2.313～7.211，$P<0.001$）、较高的临床分级（OR=0.247，95%CI：0.133～0.539，$P<0.001$）和更早期远处转移（OR=1.943，95%CI：1.130～3.339，$P=0.016$）。然而，其与患者性别（OR=1.055，95%CI：0.620～1.793，$P=0.844$）和肿瘤发生部位（OR=0.806，95%CI：0.424～1.530，$P=0.509$）无显著相关性。由此本研究得出结论：长链非编码 RNA TUG1 与骨肉瘤发生、发展密切相关。不仅如此，TUG1 表达升高提示骨肉瘤患者不良临床预后，其可能是一种评估骨肉瘤患者预后的生物学标志物。

　　问题 2.1　此研究属于哪种临床问题类型？该研究类型排序建议是什么？
　　问题 2.2　简述文献筛选步骤。
　　问题 2.3　本研究结果包含图 13-2，此图名称是什么？此图目的是什么？另有 Egger's 检验结果为 $P=0.169$，结合图 13-2 表明了什么？

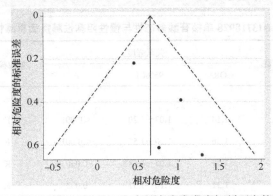

图 13-2　长链非编码 RNA TUG1 在骨肉瘤中发生机制研究的一个结果

问题 2.4 该研究纳入的所有文献均报道了 TUG1 表达与骨肉瘤临床病理特征的相关性，结果显示如表 13-1，该表中"异质性"的结果是如何得到的？常用方法是什么？

表 13-1 TUG1 表达升高与临床病理特征相关性 Meta 分析结果

观察指标	文献数	样本量		HR/OR（95%CI）	P	异质性	
		升高组	降低组			I^2	P
总体生存率	3	118	96	1.903（1.328~2.728）	0.00	25.0%	0.264
性别	3	118	96	1.268（0.708~2.268）	0.424	0	0.303
肿瘤大小	3	118	96	3.823（2.071~7.055）	0.000	26.5%	0.209
肿瘤临床分级	2	77	61	0.258（0.098~0.682）	0.006	0	0.000
肿瘤发生部位	3	118	96	0.693（0.369~1.300）	0.253	0	0.507
肿瘤远处转移	3	118	96	1.775（0.727~4.333）	0.208	52.9%	0.142

课题三：HHIP 基因 rs 13118928 单核苷酸多态性与慢性阻塞性肺疾病易感性的 Meta 分析

某研究探讨 Hedgehog 相互作用蛋白（HHIP）基因 rs13118928 位点单核苷酸多态性与慢性阻塞性肺疾病（COPD）易感性的关联。系统检索 PubMed、Embase、Web of Science、中国知网和万方 5 个电子数据库相关文献。检索时间为建库到 2018 年 1 月 5 日，根据制定的纳入标准筛选出相关研究文章，提取数据后利用 RevMan5.3 软件进行统计分析，计算出各种遗传模型下的比值比（OR）和 95%可信区间（95%CI）。最终本项研究共纳入 7 篇文献，包括 5 157 个 COPD 患者和 9 768 个健康对照者。Meta 分析结果显示 HHIP 基因 rs13118928 多态性在 5 种遗传模型下均与 COPD 有显著相关性：A vs. G，OR=1.14，95%CI 1.08~1.20，$P<0.001$；AA vs. GG，OR=1.36，95%CI 1.20~1.55，$P<0.001$；AG vs. GG，OR=1.27，95%CI 1.03~1.58，$P=0.030$；AA+AG vs. GG，OR=1.31，95%CI 1.10~1.57，$P=0.003$；AA vs. AG+GG，OR=1.12，95%CI 1.04~1.21，$P=0.002$。亚组分析结果显示，在亚洲人种和高加索人种中，rs 13118928 多态性在 A vs. G 和 AA vs. GG 遗传模型下与 COPD 的发生有显著相关性。结论：HHIP 基因 rs 13118928 单核苷酸多态性与 COPD 的发生有统计学意义。A 等位基因和 AA 基因型携带者对 COPD 有较高的易感性。

问题 3.1 此研究属于哪种临床问题类型？该研究类型排序建议是什么？
问题 3.2 简述荟萃分析的步骤。
问题 3.3 本研究为什么进行亚组分析？
问题 3.4 本研究 Meta 分析得到结果如表 13-2，效应模型指的是什么？效应模型的 F 和 R 分别指的是什么？何时用 F？何时用 R？

表 13-2 HHIP 基因 rs13118928 单核苷酸多态性与慢性阻塞性肺疾病易感性的 Meta 分析结果

基因模型	纳入研究数	关联强度			效应模型	异质性	
		OR	95%CI	P		I^2	P
总体	7						
A vs. G		1.14	1.03~1.20	<0.001	F	0	0.930
AA vs. GG		1.36	1.20~1.55	<0.001	F	21%	0.250
AG vs. GG		1.27	1.03~1.58	0.030	R	63%	0.004
AA+AG vs. GG		1.31	1.10~1.57	0.003	R	52%	0.030

续表

基因模型	纳入研究数	关联强度			效应模型	异质性	
		OR	95%CI	P		I^2	P
AA vs. AG+GG		1.12	1.04~1.21	0.002	F	0	0.900
亚洲人种	5						
A vs. G		1.12	1.05~1.20	<0.001	F	0	0.890
AA vs. GG		1.29	1.10~1.52	0.001	F	31%	0.180
AG vs. GG		1.22	0.92~1.62	0.160	R	68%	0.002
AA+AG vs. GG		1.27	1.01~1.61	0.050	R	59%	0.020
AA vs. AG+GG		1.12	1.03~1.23	0.010	F	0	0.830
高加索人种	2						
A vs. G		1.17	1.06~1.28	0.002	F	0	0.540
AA vs. GG		1.49	1.20~1.54	<0.001	F	0	0.730
AG vs. GG		1.45	1.17~1.79	<0.001	F	0	0.880
AA+AG vs. GG		1.46	1.20~1.79	<0.001	F	0	0.920
AA vs. AG+GG		1.11	0.98~1.27	0.110	F	0	0.440

> 问题 3.5　等位基因模型下亚洲人种亚组分析结果见图 13-3，此图通常被称为什么？请解释此图结果。

	实验组		对照组			OR	OR
亚组	研究数	总数	研究数	总数	比例	M-H Fixed. 95%CI	M-H Fixed . 95%CI
2.1.1 亚洲人种							
Wang等 2013	979	1360	966	1374	11.4%	1.09[0.92, 1.28]	
Xie等(1) 2015	559	618	828	1222	8.9%	1.03[0.85, 1.24]	
Xie等(2) 2015	531	748	522	754	6.4%	1.09[0.87, 1.36]	
Xie等(3) 2015	790	1082	786	1120	8.8%	1.15[0.96, 1.38]	
Xu等(1) 2017	494	700	453	700	5.6%	1.31[1.04, 1.64]	
Xu等(2) 2017	427	700	406	700	6.7%	1.13[0.91, 1.40]	
Zhang等 2017	1520	1974	1492	1998	14.4%	1.14[0.98, 1.31]	
成芳娟等 2017	222	426	346	700	5.3%	1.11[0.87, 1.42]	
部分总数(95% CI)		7808		8568	67.5%	1.12[1.05, 1.20]	
总数	5522		5799				

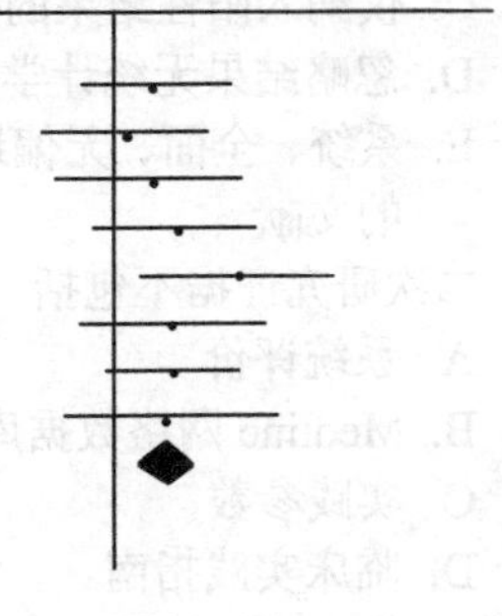

图 13-3　等位基因模型下亚洲人种亚组分析结果

【本章习题】

一、A₁ 型题（每道考题下面有 A、B、C、D、E 五个备选答案，请从中选择一个最佳答案）

1. 实践循证医学的核心是
   A. 素质良好的临床医生
   B. 最佳的研究证据
   C. 临床流行病学基本方法和知识
   D. 患者的参与和合作
   E. 必要的医疗环境和条件
2. 有关系统评价的描述正确的是
   A. 结果的合成采用定性方法

B. 结果不需要定期更新
C. 提出的问题涉及面较广
D. 有明确的文献检索策略
E. 资源来源通常局限于几个数据库
3. 系统综述的内在真实性评价，不需要考虑的因素有
   A. 科研设计是否真实
   B. 诊断标准和纳入排除标准是否适当
   C. 研究结果的观测方法和指标是否正确
   D. 研究对象依从性是否良好

E. 研究结果是否具有普遍性

4. 关于系统评价文献的收集过程，下列说法不准确的是
   A. 有明确的文献检索策略
   B. 有明确的文献选择标准
   C. 对使用的原始文献研究有系统、严格的评价方法
   D. 采用多种渠道和系统的检索方法
   E. 不能使用未发表的文献

5. 下列哪项不是循证医学证据的来源
   A. 临床实践指南
   B. 进行 Meta 分析后的结果
   C. 临床试验结果
   D. 动物实验
   E. 病例对照研究结果

6. 循证医学所收集的证据中，质量等级最低的为
   A. 单个大样本 RCT
   B. 单项队列研究及质量差的 RCT
   C. 病例分析或病例对照研究
   D. 系统评价
   E. 专家意见

7. 减少发表偏倚最重要的方法是
   A. 制定客观严格的纳入标准
   B. 客观评价分析结果并合理做出解释
   C. 仅纳入阳性结果的研究
   D. 忽略结果无统计学意义的研究
   E. 系统、全面、无偏地检出所有与课题相关的文献

8. 二次研究证据不包括
   A. 系统评价
   B. Medline 网络数据库
   C. 实践参数
   D. 临床实践指南
   E. 临床决策分析

9. 异质性检验的目的是
   A. 评价独立研究结果的可靠性
   B. 检验各个独立研究的结果是否具有可合并性
   C. 评价一定假设条件下所获效应合并值的稳定性
   D. 增加统计学检验效能
   E. 分析效应合并值的语言偏倚

10. 进行 Meta 分析时的敏感性分析主要用于
    A. 控制偏倚
    B. 检查偏倚
    C. 评价偏倚的大小
    D. 计算偏倚的大小
    E. 校正偏倚

二、B₁ 型题（以下提供若干组考题，每组考题共用在考题前列出的 A、B、C、D、E 五个备选答案。请从中选择一个与问题关系最密切的答案。某个备选答案可能被选择一次、多次或不被选择）

（1～3 题共用备选答案）
   A. 发表偏倚　　　　B. 文献库偏倚
   C. 纳入标准偏倚　　D. 语言偏倚
   E. 权重偏倚

1. 某学者进行缺乏体育锻炼和癌症间关联研究时仅检索英文文献，该研究最可能产生的偏倚为

2. 某学者进行不健康膳食和高血压的病例对照研究时，在纳入病例时标准不一，该研究最可能产生的偏倚为

3. 某学者进行饮酒和肝癌的关联研究时仅纳入阳性结果的研究，该研究最可能产生的偏倚为

（4～5 题共用备选答案）
   A. 病例系列　　　　B. 病例对照研究
   C. 队列研究　　　　D. 随机对照试验
   E. 经济学分析

4. 某医生想研究 α 受体阻滞剂和钙离子拮抗剂两种药物哪种治疗尿路结石患者效果更好，最应采用的研究类型为

5. 某学者想研究戒烟对肺癌患者预后的影响，最应采用的研究类型为

三、A₂ 型题（每一道考题是以一个小案例出现的，其下面都有 A、B、C、D、E 五个备选答案，请从中选择一个最佳答案）

1. 一项随机对照试验结果显示，治疗组死亡率为 5%，无治疗的对照组死亡率为 10%，两组死亡率差的 95% 可信区间为（−5%，20%），以下哪个结论最为恰当
   A. 该治疗无效
   B. 该治疗有害
   C. 该治疗有利
   D. 该治疗可能有效也可能有害，尚不能作出结论
   E. 该治疗无任何作用

2. 白血病患者依次记录有 5 个日期：①住院日期；②开始治疗日期；③缓解日期；④复发日期；⑤死亡日期。研究该治疗法的复发率，应使用
   A. 开始日期为②，终止日期为③

B. 开始日期为②，终止日期为⑤
C. 开始日期为③，终止日期为④
D. 开始日期为③，终止日期为⑤
E. 开始日期为①，终止日期为④

3. 对某医院 5 年来所有 180 例住院治疗的急性心肌梗死患者的临床特点进行分析，这是
　A. 病例报告　　　B. 病例分析
　C. 病例对照研究　D. 临床疗效评价
　E. 普查

4. 某患者有持续高热和淋巴结肿大，怀疑是淋巴瘤，医师希望能确诊淋巴瘤，应选用
　A. 特异度高的诊断试验
　B. 平行试验
　C. 灵敏度高的试验
　D. 阴性预测值高的试验
　E. 漏诊率低的试验

5. 某项评价研究发现，第一作者相同的情况下，研究结果为阳性时使用英文发表的占 63%，而用德文发表的仅占 37%，差异有显著性（P<0.05），如果 Meta 分析时仅仅收集英文文献，则可能产生
　A. 引用偏倚　　　B. 文献库偏倚
　C. 多次发表偏倚　D. 英语偏倚
　E. 信息偏倚

6. 某医师欲探究叶酸对结肠癌发病的影响，最佳研究类型为
　A. 随机对照试验　B. 病例系列
　C. 生态学研究　　D. 队列研究
　E. 病例对照研究

7. 某医师欲探究滑石粉对卵巢癌发病的危害，最佳研究类型为
　A. 病例系列　　　B. 队列研究
　C. 前瞻性研究　　D. 随机对照试验
　E. 病例对照研究

8. 某医师欲探究普通超声和经阴道超声哪种技术更有助于诊断宫颈癌，最佳研究类型为
　A. 病例系列　　　B. 队列研究
　C. 生态学研究　　D. 现况研究
　E. 与金标准进行盲法、前瞻性比较的研究

9. 某学者进行维生素 D 水平与结肠癌发病的系统综述时仅检索 Medline 数据库，由此可能出现的偏倚为
　A. 纳入标准偏倚　B. 权重偏倚
　C. 文献库偏倚　　D. 语言偏倚
　E. 发表偏倚

10. 某学者进行吸烟与甲状腺发病风险的 Meta

分析，欲得到有统计学意义的阳性结果，任意调整相关文献的权重，由此引发的偏倚为
　A. 纳入标准偏倚　B. 权重偏倚
　C. 文献库偏倚　　D. 语言偏倚
　E. 发表偏倚

四、A₃ 型题（以下提供若干个案例，每个案例下设若干道考题。请根据答案所提供的信息，在每一道考题下面的 A、B、C、D、E 五个备选答案中选择一个最佳答案）

（1～3 题共用题干）

某研究进行手术治疗对精索静脉曲张患者外周血液睾酮水平影响的 Meta 分析，对 Embase、Pubmed、Cochrane library、CNKI 及万方数据库进行检索，检索时限为 1995 年 1 月至 2018 年 9 月，由 2 名评价者严格按照纳入与排除标准选择试验、提取资料和评价质量后，使用 RevMan5.3 软件进行 Meta 分析，最后共纳入 23 篇研究，共计1888名患者，结果为 MD=90.12，95%CI 60.00～120.25，P<0.01。

1. 此研究最适合的研究类型为
　A. 病例对照研究　　B. 病例-病例研究
　C. 巢式病例对照研究　D. 前瞻性研究
　E. 随机对照试验

2. 此研究检索多个国内外数据库是为了避免
　A. 发表偏倚　　　　B. 数据库偏倚
　C. 权重偏倚　　　　D. 语言偏倚
　E. 纳入标准偏倚

3. 此研究得到的初步结论是
　A. 手术治疗对精索静脉曲张患者外周血液睾酮水平无影响
　B. 无法得到结论
　C. 手术治疗可显著提高精索静脉曲张患者外周血液睾酮水平
　D. 手术治疗可显著降低精索静脉曲张患者外周血液睾酮水平
　E. 手术治疗可提高或降低精索静脉曲张患者外周血液睾酮水平

（4～5 题共用题干）

某研究定量评估大气颗粒物 PM2.5、PM10 暴露与人群缺血性心脏病死亡之间的关系，检索国内外数据库系统收集相关文献，使用 Stata14.0 软件进行 Meta 分析，也进行了 Egger's 检验，最终纳入 56 篇文献，结果显示大气 PM2.5、PM10、PM10～2.5 浓度每升高 10μg/m³，人群缺血性心脏病死亡的合并效应值分别为 1.0236（95%CI 1.0184～1.0288）、1.0106（95%CI

1.0075～1.0137）和 0.9920（95%CI 0.9669～1.0178）。

4. 此研究最适合的研究类型是
    A. 病例对照研究　　　　B. 病例-病例研究
    C. 巢式病例对照研究　　D. 前瞻性研究
    E. 随机对照试验
5. 此研究进行的 Egger's 检验是为了
    A. 进行异质性分析　　　B. 进行敏感性分析
    C. 进行 Meta 分析　　　D. 评价发表偏倚
    E. 进行亚组分析

五、X 型题（由一个题干和 A、B、C、D、E 五个备选答案组成，题干在前，选项在后。请从五个备选答案中选出两个或两个以上的正确答案，多选、少选、错选均不得分）

1. 循证医学实践过程的主要步骤包括
    A. 提出一个临床实践问题
    B. 寻找回答这一问题的最佳证据
    C. 严格评价证据
    D. 应用最佳证据
    E. 后效评价
2. 循证医学研究证据大致可分为
    A. 经验证据　　　　　　B. 原始证据
    C. 整合证据　　　　　　D. 证据概要
    E. 临床指南

六、思考题

1. 循证医学产生的背景是什么？
2. 循证医学实践的基础有哪些？
3. 循证医学的主要实践过程包括哪些？
4. 系统综述的步骤和方法有哪些？
5. 异质性检验是怎么回事？如何进行？
6. 常见的 Meta 分析中存在的偏倚有哪些？
7. 系统综述中质量评价如何进行？
8. 系统综述与 Meta 分析的关系是什么？

（杨慧君　王　凯）

实习14　医学文献评阅及小组讨论学习报告撰写

【实习目的】

知识目标：通过书籍学习或文献检索查询相关文献评阅知识，掌握基本的文献评阅流程；自选《流行病学》教材中的一章内容，采用小组讨论形式进行学习，进行流行病学课外知识拓展。

能力目标：通过文献阅读与评价，提升学生的综合应用能力；通过小组讨论学习报告的撰写，培养学生的自主学习能力。

素质目标：在文献阅读与评价中，提升学生批判性思维；在小组讨论学习报告的撰写过程中，提升同伴协作意识。

【本实习概要】

医学文献是医学知识赖以保存、记录和传播的一切著作的总称。医学文献是医学工作者进行预防、科研、教学的知识来源。阅读文献可开阔视野，了解医学最新进展，从而培养医学生提升防治疾病的实践能力。本章学习要求见图14-1。

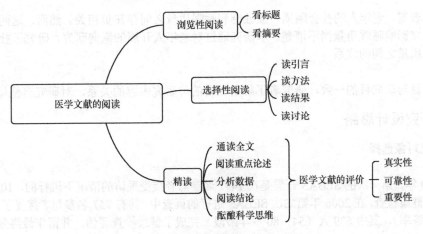

图 14-1　医学文献阅读的思维导图

【案例分析】

课题一：文献阅读及评价

每班分组自行查阅一篇近5年发表的中、英文文献，要求该文献采用所学的流行病学的任一种方法（现况调查、病例对照研究、队列研究、随机对照试验等）进行设计。通过文献阅读的三步法：浏览性阅读、选择性阅读，最后选择一篇文献进行精读，并按照流行病学主要研究方法的设计原则进行文献评价。评价时诸如观察性研究方法的论文可以参考 STROBE 声明：观察性流行病学研究的论文报告中需要陈述的项目清单；随机对照试验方法的论文可以参考 CONSENT 声明：随机对照试验的论文报告中需陈述的项目清单和流程图等辅助评价。

具体评价格式参考如下一篇英文文献的评阅：

文章题目：

Prospective associations of social isolation and loneliness with poor sleep quality in older adults

社会隔离和孤独感与老年人睡眠障碍的关联性研究

【摘要】（译文）

目的：有证据表明，老年人的社会隔离、孤独和睡眠质量之间存在负相关。然而，这两个因素在多大程度上独立影响睡眠质量尚不清楚。本研究通过对老年人的纵向研究，了解社会隔离和孤独与睡眠质量之间的联系。方法：数据来源于 2000～2006 年收集的某省老龄化研究资料，涉及 639 名参与者。采用泊松回归模型，在对多个混杂变量进行调整后，对社会隔离和（或）孤独感与睡眠质量的相关性进行了研究。结果：单因素分析表明，睡眠质量与社会隔离和孤独感呈负相关。在人口统计学、健康、认知因素和抑郁症状在多变量分析中被控制后，基线的社会隔离仍然预测 6 年后睡眠质量不佳（IRR 1.14；95%CI 1.04～1.24；$P<0.01$），孤独感与睡眠质量之间的关系不再显著（IRR 1.08；95%CI 0.94～1.23；$P=0.27$）。当那些睡眠质量较差的参与者被排除在分析之外时，结果没有改变。结论：这些发现证实了社会隔离对老年人睡眠质量有不良影响，但表明这种影响与孤独感无关。社会隔离和孤独感似乎对老年人的睡眠质量有明显的影响。

【关键词】睡眠质量；社会隔离；孤独感；老年人

一、文章的研究目的

译文：

有证据表明，老年人的社会隔离、孤独感和睡眠质量之间存在负相关。然而，这两个因素在多大程度上独立影响睡眠质量尚不清楚。本研究通过对老年人开展的纵向研究，研究了社会隔离和孤独感与睡眠质量之间的联系。

评阅：

文章题目与研究目的一致，研究者了解研究目的与研究内容的关系，对研究有整体的掌控。

二、研究设计思路

1. 研究对象选择

译文：

在 2000 年，第一次的 SEBAS 开展是在 1497 名参与者接受采访的情况下进行的，1023 人参加了基于医院的健康检查。在 2006 年第二次 SEBAS 进行的调查中，共有 757 名参与者接受了采访（89.5% 的幸存者应答率），其中 639 人（54～80 岁年龄段）完成了健康检查评估，并留作最终分析。

评阅：

该研究是前瞻性队列研究，从 2000 年随访到 2006 年，属于观察性研究。共选择 639 人作为研究对象，从队列研究的角度来说样本量不够大，89.5% 的幸存者应答率且失访率大于 10%，存在选择偏倚。

2. 测量工具

译文：（1）匹兹堡睡眠质量指数（PSQI）

在 2006 年的 SEBAS 数据库中，睡眠质量是由匹兹堡睡眠质量指数（PSQI）评估的，它是最广泛使用的关于失眠症状的自我报告调查问卷。PSQI 衡量的是前一个月睡眠的质量和数量。它评估了 7 个睡眠因子，包括主观睡眠质量、睡眠潜伏期、睡眠时间、习惯性睡眠效率、睡眠障碍、药物使用和日间功能障碍。每个因子的加权平均分为 0～3。这 7 个因子的总的分数为 0～21 分，分数越高表明睡眠质量越差。在 2006 年的 SEBAS 中，仅使用 PSQI 的前 5 个睡眠因子来产生一个在 0～15 之间的总分的 PSQI 值。2000 年 SEBA 的基线睡眠质量是由抑郁量表（CES-D）流行病学研究中心的一个项目定义的。参与者被问道："在过去的一周里，你是否经历过睡眠不足（无法入睡）？"回答"从不"或"很少（1天）"的参与者被归类为"正常"。那些"有时（2~3天）"或"经常（4天或更多天）"回答的人被分为"睡眠障碍"。

评阅：

绝大多数研究的睡眠质量得分都是由以上 7 个因子来评价，本文只用了 5 个睡眠因子来评价睡眠质量的好与差存在不足。

译文：（2）社会隔离和孤独感

与社会融合单一方面的测量相比，社会隔离的多维度衡量可能更与健康有关。因此，我们使用了一个包含社交网络不同方面的指标。将 4 个项目组合在一起，创建了一个社会隔离指标，这是根据之前的研究得出的。如果参与者没有结婚/分居/离婚/丧偶，居住在农村乡镇，而不是城市不参加任何社会团体（如宗教团体、政治团体、社会服务团体、专业团体、社区俱乐部、老年俱乐部）。分数从 0~4 不等，分数越高表明社会隔离越高。

使用 CES-D 的单个项目来评价孤独。参与者被问道："在上周，你是否经历过孤独（感觉孤独，没有同伴）？"在回答选项中，有"从不""很少""有时"和"经常"。那些回答"有时"或"经常"的参与者被归类为"孤独者"，那些回答"从不"或"很少"的人被归类为"不孤独者"。

评阅：

孤独感是本文非常重要的一个自变量指标，是本文极力探讨评价睡眠的一个重要变量，但文中仅用 CES-D 中的单个项目来评价老年人的孤独感，稍有不足。

译文：（3）社会-人口学变量

社会-人口学变量包括年龄、性别和教育（未受教育，受教育 1~6 年，受教育 7 年）。婚姻状况和家庭规模不包括作为协变量，因为它们被用来计算社会隔离这个变量。

评阅：社会隔离的评价是否合适？

译文：（4）健康-相关行为

通过询问参与者在过去的 6 个月里是否吸烟或饮酒，对吸烟和饮酒状况进行了评估。参与者还报告了平均一周的运动频率，分为两组（低：<6/周；高：6^+/周）。

评阅：

吸烟与饮酒在流行病学的变量设置中经常询问的是过去 1 年是否吸烟、饮酒的情况，本文采用 6 个月的时间度也和通用变量标准不一。

译文：（5）健康状况

本研究选择自报的慢性病包括高血压、糖尿病、心脏病、脑卒中和下呼吸道疾病。参与者被进一步询问他们在日常生活中的基本活动（ADL）和工具性日常生活活动能力（IADL）中遇到的任何困难。已建议将 ADL 和 IADL 结合用于评估功能性损伤，以提高测量的范围和灵敏度，并已在以前的研究中使用。因此，本研究使用 ADL 和 IADL（范围 0~36）在基线上的组合得分来定义日常生活活动中的困难，得分越高表明困难程度越高。

认知功能的评估使用的是一份简短的心理状态问卷（SPMSQ），包括 10 个条目。得分越高，认知功能就越差。抑郁症状的严重程度是由 CES-D 的中文版来衡量的，这是一份具有良好信度和效度的 10 项条目的问卷。CES-D 每个条目的得分范围为 0~3 分，分数越高表明抑郁症状越高。由于 2 个项目（感觉孤独和睡眠不足）从最初的规模被抽取出来，以定义社会隔离和睡眠质量，因此，该研究的其他 8 项总分被总结出来作为抑郁症的评价。

评阅：

抑郁症仅用其余 8 个条目来评价，把原有的 10 个条目的计分变为 8 个，是否改变了原有量表的效度和信度？认知功能的评估使用的是一份简短的心理状态问卷（SPMSQ），目前认知功能的主流问卷是采用简易精神状态检查量表或蒙特利尔认知评估量表。

3. 统计分析

译文：

对基线的所有变量进行描述性分析。χ^2 检验或独立样本 t 检验进行了参与者与不参与后续的研究者之间的差异比较。PSQI 评分在基线各变量水平之间的差异是偏态分布，采用 Mann-Whitney U 检验或 Kruskal-Wallis 检验。Spearman's 相关是用来确定 PSQI 评分与基线的连续变量之间的关联。在单变量分析完成后，选择了与结果有显著关联的变量进行多变量分析。有人认为，单变量测试具有 $P<0.25$ 的变量应该包含在多变量模型中，因为使用更传统的 P（如 0.05）通常不能识别出重要的变量。在本研究中，只有 BMI、糖尿病和下呼吸道疾病的 P 高于 0.25（$P=0.541$、0.353 和 0.593）。因此，除上述三个变量外，所有变量都被认为是多元模型的候选项。因为 PSQI 得分分布为正偏态，故采用泊松回归法进行多变量模型分析。由于 PSQI 分数的非线性分布，计算出了事件比率（IRR）。以上分析采用 SPSS 22.0 统计软件，以 $P<0.05$ 为有统计学意义。

评阅：

本文对已有数据库资料进行统计，所用统计方法得当，非常严谨。从描述性统计到推断性统计方法选择合理。对于队列研究失访的研究对象和随访的研究对象进行了描述分析，评价其对结果的影响。在分析社会隔离、孤独与睡眠质量的关系时，控制了协变量并对社会隔离、孤独是否对睡眠质量有交互作用也做了分析探讨，后续又用敏感性分析进一步验证了所得结果的真实性。

三、研究结果分析

译文：（略）

评阅：（略）

四、研究结论

译文：

在这 6 年的纵向研究中，我们同时探讨了在控制了多个健康和人口学因素后，社会隔离和孤独对老年人睡眠质量的影响。研究结果证实，社会隔离与老年人较差的睡眠质量有关，表明这种影响与孤独感的主观感觉无关。在不同中心评价了许多项目对社会隔离的缓解作用。因此，老年人的睡眠质量可能从社会干预中受益，促进社会关系的项目不仅对健康有影响，而且对老年人的睡眠质量也有影响。

评阅：

结论得出社会隔离与老年人较差的睡眠质量有关，与孤独感的主观感觉无关。研究指出促进社会关系的项目的建立有益于睡眠质量，建议给出具体干预措施较好。

五、本文的优点、缺点分析

优点：

1. 采用队列研究设计，对因果关系的论证强于病例对照研究及横断面研究。

2. 本文数据分析方法选择科学合理严谨，讨论分析层层推进，使人容易信服结果的说服力。

缺点：

1. 孤独感是通过一个直接问题进行评估。这种评价方法可能不如测量孤独的多个方面的复合测量的通用量表那样可靠。

2. 睡眠质量是自我报告的，所以可能存在解释的问题。此外，睡眠质量仅由 PSQI 的前 5 个因子来衡量，稍显不足。

3. 样本的失访率高于 10%，因为是从一个已经研究结束的数据库挖掘数据信息，故对失访的部分人群和研究人群的信息进行了对比分析，可是仍旧看到了差异，所以选择偏倚可能导致低估了社会隔离、孤独和睡眠质量之间的联系。

4. 这是一项观察性研究，因此不能得出关于老年人的社会因素与睡眠质量之间关系的因果结论。

六、附录

译文及英文原文附后（略）。

课题二：小组讨论学习报告

小组自选或教师指定《流行病学》教材中的一章内容，进行小组讨论学习，每组同学学习后制作 10～16 张 PPT，课上交流讲解，课后完成小组学习报告的撰写，具体撰写的小组讨论学习报告模板见本实习后附件，小组学习案例参考如下：

《流行病学》小组讨论学习报告

讨论主题：慢性病流行病学
小组讨论学习自评分数：
地点：腾讯会议
时间：<u>2020</u> 年 <u>3</u> 月 <u>20</u> 日 <u>16</u> 点至 <u>18</u> 点
主持人：（略）
记录人：（略）
参与人员：（略）
主要讨论学习内容简介：
1. 慢性病对健康和社会经济影响
2. 慢性病主要危险因素
3. 全球主要慢性病流行特征
4. 中国主要慢性病流行特征
5. 预防策略
6. 预防措施
小组成员依次发言内容
发言人 1：
大家好，咱们今天一起学习一下慢性病流行病学的相关内容。近些年来慢性病已经成为导致中国人群死亡和疾病负担的重要公共卫生问题，对我们的健康造成了很大的危害，下面我们开始讨论一下慢性病流行病学的基本概念、流行特征和预防策略措施。
发言人 2：
2012 年全球死亡 5600 万人，其中 68%的死亡由慢性病引起。而全球因慢性病引起的死亡中，心血管疾病占 46.2%、恶性肿瘤占 21.7%、呼吸系统疾病占 10.7%、糖尿病占 4%。这四类最主要的慢性病合计导致约 82%的慢性病死亡。慢性病也是中国人群的头号死因，约占总死亡的 80%。
2010 年，导致中国人群死亡的前三位死因依次为脑卒中、缺血性心脏病和慢性阻塞性肺疾病。而在世界卫生组织发布的《权威发布——数据"说"死亡》中，2016 年全球死亡人数约为 5687.4 万例，其中全球因慢性病引起的死亡中，缺血性心脏病 943.3 万例、脑卒中 578.1 万例、慢性阻塞性肺疾病 304.1 万例、下呼吸道感染 295.7 万例、肺癌（连同气管和支气管癌）170.8 万例、糖尿病 159.9 万例、结核病 129.3 万例。
2013 年的全球疾病负担研究显示，慢性病导致 58%的伤残调整寿命年（disability adjusted life year，DALY）。导致疾病负担的前十位病因中，慢性病包括缺血性心脏病（第一）、脑血管疾病（第二）、腰痛和颈痛（第四）和慢性阻塞性肺疾病（第五）。而在中国人群中，2010 年慢性病导致了总 DALY 的 77%；其中，最主要疾病依次为心血管疾病（脑卒中和缺血性心脏病）、恶性肿瘤（肺癌和肝癌）、腰痛和抑郁。慢性病的治疗、康复和残疾照料等对个人、家庭、社会和医疗卫生系统都造成了巨大的压力。慢性病对社会经济的影响也是巨大的，既包括个人、家庭和社会为了解决慢性病问题而产生的巨额医疗卫生支出，也包括由于疾病残疾和过早死亡而导致的生产力的损失。
慢性病对贫困人口及更大范围的社会弱势群体的影响更大，可加剧社会中的健康不平等（inequalities in health）。弱势群体有更多的机会暴露于慢性病的危险因素，如烟草、不健康的食物、职业危害暴露等。同样发生慢性病后，相比高社会经济地位的群体，弱势群体对优质医疗服务和治疗措施（如药品）的可及性更差，且难以负担。慢性病需要更长期的治疗，且涉及很多自付费的药品或其他治疗措施，快速的消耗着家庭财产。如果患者为家庭中的主要劳动力，则更是雪上加霜。慢性病已经成为因病致贫、因病返贫的重要原因之一。并且我国在慢性病方面消耗了巨大的卫生资源。一项由世界经济论坛（World Economic Forum）与哈佛大学公共卫生学院开展的研究显示，2010年，由前述四类主要慢性病导致的经济损失约占低收入和中等收入国家 GDP 的 4%。然而，很多与慢性病相关的经济负担是可以避免的。例如，从 2010～2040 年，如果中国人群的心血管疾病死亡每年降低 1%，产生的经济收益等价于中国 2010 年实际 GDP 的 68%。

发言人 3：

慢性病的发生与流行常常不是因为一个单一的危险因素所决定的。一种慢性病往往是多个危险因素共同作用的结果，同时，一个危险因素也可以导致多种慢性病发病风险的增加，慢性病危险因素的多向协同作用主要表现为交叉关系，多个危险因素的并存将使个体发病风险倍增，而不是简单的单个危险因素风险相加。

基于健康管理的策略，我们可以将慢性病危险因素分为可改变的危险因素和不可改变的危险因素两大类。其中，可改变的危险因素如果没有得到有效控制，便可更进一步演变为中间危险因素并导致各种慢性病的发生。

慢性病不可改变的危险因素包括年龄、性别、种族、遗传；慢性病可改变的危险因素主要为吸烟、过量饮酒、不合理膳食、缺乏身体活动、不良心理精神因素及自然和社会环境因素等，中间危险因素主要包括高血压、高血糖、血脂异常、超重或肥胖等。下面从健康管理的实际需要出发，主要介绍可改变危险因素。

1. 吸烟　吸烟可引起多种慢性病，如心脑血管疾病、多种恶性肿瘤及慢性阻塞性肺疾病等。20世纪末全球每年死于吸烟的人数达 400 万人，有预测到 2030 年，吸烟导致死亡的人数将增至 1000万，其中 70% 发生在发展中国家，我国每年死于吸烟的人数为 75 万人，至 2025 年将增至 300 万，这主要是因为我国人群吸烟情况严重，据《2015 年中国成人烟草调查报告》统计，全国 15 岁以上成人吸烟率为 27.7%，其中男性吸烟率为 52.1%，仍维持在较高水平。

2. 过量饮酒　研究显示，适量饮酒对机能的影响仍有争议，但研究结果一致表明，过量饮酒与心血管疾病、恶性肿瘤和肝脏疾病有关，饮酒量越大，对机能的危害越严重。大量饮酒可导致肝癌的死亡率增加 50%，酗酒还是急性心脑血管事件发生的重要诱因之一。

3. 不合理膳食　慢性病的发生与膳食方式和膳食结构有密切关系，主要表现为食物中脂肪摄入过多，尤其是饱和脂肪酸和反式脂肪酸摄入过多与心血管疾病和多种恶性肿瘤密切相关；部分维生素摄入不足与某些恶性肿瘤的发病有关；膳食纤维摄入不足可致结肠癌和直肠癌发病率增高；膳食总热量摄入过多导致超重或肥胖，而后者又是多种慢性病发病的重要原因；食盐摄入过多即高盐饮食，与消化道疾病和心血管疾病发病有关。

4. 缺乏身体活动　这是慢性病最主要的危险因素之一，其与高血压、脑卒中、冠心病、糖尿病、多种恶性肿瘤和骨质疏松等多种慢性病的发生有关，缺乏身体活动也是超重或肥胖的重要原因。

5. 其他　与慢性病相关的其他风险因素主要包括不良心理精神因素、自然环境和社会环境因素等。自然环境因素：人类赖以生存的水、空气、土壤和食物等污染是多种慢性病发病的重要原因之一。社会环境因素：现代社会所面临的紧张的生活和工作状态、中国传统的高盐高脂等饮食习惯、诸多传统的不健康的生活方式等都是社会因素的不同体现形式。

发言人 4：

三级预防策略：一级病因学预防，包括根本性预防措施，针对社会和环境的预防措施，针对个人和群体的预防措施。二级临床前期预防，疾病在临床前期做好早发现、早诊断、早治疗的"三早"预防工作。三级临床预防，促康复，对已患病者，采取及时、有效的治疗措施，防止病情恶化，预防并发症和伤残。

三级预防的目标主要是减少心理障碍（精神疾病）的危害和后遗症，做好患者的康复工作，延缓衰退的进程，特别是防止住院患者的心理障碍转为慢性，使他们尽快回到社会生产和自食其力的生活中去；同时对已进入慢性的患者设法减轻其受损程度，以减轻痛苦、提高生活质量。

发言人 5：

根据世界卫生组织的数据，慢性病造成的死亡占所有死亡的 60%。世界卫生组织认为今后 10 年，慢性病死亡人数将增加 17%，全世界 3.88 亿人将在今后 10 年死于慢性病。中国今后 10 年将因为慢性病导致过早死亡而损失的国民收入数额将高达 5580 亿美元。所以有必要确定各种预防措施的实施优先度。

1. 慢性病的预防策略及措施

（1）疾病的三级预防

一级预防：预防疾病的发生和消灭疾病的根本措施，包括自我保健和健康教育。

二级预防：早发现、早诊断、早治疗，可采用普查、筛检、定期健康检查、高危人群重点项目检查及设立专科门诊等措施。

三级预防：对症治疗，防止病情恶化，减少疾病的不良作用，防止复发转移。

（2）慢性病预防对策

1）加强领导。

2）加强慢性病病因的流行病学调查。

3）改变和避免不良的生活方式和行为。

4）以健康教育为主导措施，降低危险因素为目标的干预策略。

5）社区预防和高危人群的预防。

2. 世界卫生组织通过循证的方法确定了一组"最划算"（best buy）的干预措施

（1）非常经济有效：用低于人均年收入或人均 GDP 的投入可增加一个健康寿命年（即挽回一个 DALY）。

（2）可行性好，投入低，适合在低收入和中等收入国家中实施：对吸烟、过量饮酒及不合理膳食习惯和缺乏身体活动的干预措施主要是针对人群；而对心血管疾病和糖尿病及恶性肿瘤的干预措施是针对个体。

据估计，现阶段在低收入和中等收入国家执行全套"最划算"的干预措施，可至少预防 10%～15%由四种主要慢性病导致的过早死亡。

总结：

本次讨论学习前期大家做了很多工作，自学书中慢性病流行病学的相关内容，在中国知网上也找了相关的资料，讨论时也相互分享了各自学习的部分。

在讨论的过程中主要有以下问题：

（1）感觉没有涉及具体慢性病的预防措施：如说高血压的三级预防、健康教育等内容，针对这一问题，我们组找了相关的指南分享到群里一起学习。

（2）策略与措施的区别大家也进行了讨论，策略偏向于宏观政策，措施更加具体。

附：小组讨论学习报告模板

《流行病学》小组讨论学习报告

_____年级_____专业_____班　第_____小组

讨论主题：

小组讨论学习自评分数：_____

地点：_____

时间：_____年___月___日___点至___点

主持人：

记录人：

参与人员：（姓名+学号）

主要讨论学习内容简介：

小组成员依次发言内容：

总结：（体现学习中遇到的问题及如何解决、目前的困惑，通过小组讨论学习后的收获等）

（贾改珍）

实习15 科研设计

【实习目的】

知识目标：回顾复习流行病学三大类研究方法，熟悉各类方法的基本原理及应用。

能力目标：能根据实际研究目的，采用恰当的流行病学研究方法去解决实践研究问题，具备开展人群健康和疾病调查研究能力。

素质目标：通过科研设计报告的撰写，将流行病学主要方法应用于实践，提升学生的综合应用能力的同时，进一步提升学生科研思维能力。

【本实习概要】

流行病学的三要素为原理、方法及应用。将方法应用于实践中去解决科学问题，从而培养医学生提升防治疾病的实践能力是流行病学作为公共卫生之母的学科目的之一。本章学习要求见图15-1。

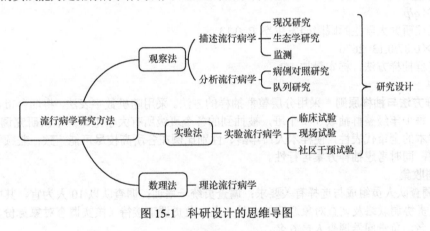

图 15-1　科研设计的思维导图

【案例分析】

课题一：科研设计报告的撰写

要求：学生每人自愿选择所学流行病学方法（现况调查、队列研究、病例对照研究）的一种进行与自己专业相关主题的科研报告设计，通过查阅各类书籍、文献，整理撰写一份报告。

科研设计报告的撰写可以参考如下案例，见附1；具体设计报告格式见附2。

附1：科研设计书案例
大学生体育活动量、手机依赖与睡眠障碍的关系

一、研究的背景和目的

1. 研究背景　睡眠问题业已成为影响当下大学生身心健康成长的重要社会性问题。研究表明大学生睡眠障碍的发生率为 13.93%～42.90%，且对普通高校大学生睡眠质量的相关研究主要集中在

身体健康、心理健康，以及吸烟、饮酒、手机和网络依赖等方面。手机依赖势必会导致静坐方式增加而减少体育活动量，但有关体育活动对大学生睡眠质量的影响研究较少，本研究对烟台市四所高校大学生的睡眠质量现状进行了现况调查，并探究大学生的体育活动量和手机依赖对其睡眠质量的影响，为改善大学生睡眠质量进而提高大学生身心健康素质提供参考依据。

2. 研究目的　对烟台市四所高校大学生的睡眠质量现状进行现况调查，进一步分析大学生的体育活动量和手机依赖对其睡眠质量的影响，为改善大学生睡眠质量进而提高大学生身心健康素质提供参考依据。

二、研究的方法及设计类型

1. 设计类型　现况研究抽样调查——分层整群抽样。

2. 研究因素与结局　调查烟台市四所高校大学生的睡眠质量、体育活动量、手机依赖的现状，分析体育活动量和手机依赖对大学生睡眠质量的影响。

3. 调查范围　采用分层整群抽样的方法，对烟台大学、鲁东大学、滨州医学院、山东工商学院4所高校的在校大学生进行抽样，按年级分层，以班级整群抽取，抽到班级的所有学生为本次研究的调查对象。

4. 调查对象　烟台市四所高校的在校本科生为调查对象。

5. 样本量

$n=400\times q/p$

根据既往研究大学生睡眠障碍发生率 $P=0.13$

$n=400\times 0.87/0.13=2676$

采用整群抽样方法，样本量加 1/2

$n=4014$

6. 抽样方法与抽样原则　采用分层整群抽样的方法。采用随机数字表法，将烟台市4所高校按年级分层，每个年级整群抽取 5~7 个班，被抽到的各个班级所有大学生即为本次研究调查对象。

保证样本的全市代表性，使样本人口年龄、性别比例在各所高校尽可能一致；兼顾学科专业分布的均衡性，同时考虑抽样方案可行性。

7. 资料收集

（1）调查队人员组成与选择有关要求：调查员统一培训；调查队以 10 人为宜，其中总体负责人 1 名，负责协调联络及调查对象邀请的人员 1 名，负责调查接待（核实调查对象身份、知情同意等）人员 1 名，负责问卷调查人员 6 名。

（2）问卷调查

1）问卷调查：由调查员按照问卷要求进行调查，调查员在问卷开始前要再次核实调查对象，然后开始调查，注意保护调查对象隐私（见附表：调查问卷）。

2）测量工具：采用体育活动等级量表（PARS-3）评定研究对象最近一个月体育运动量；手机依赖指数量表（MPAI）主要用于诊断青少年和大学生手机成瘾；匹兹堡睡眠质量指数（PSQI）进行调查大学生最近 1 个月的睡眠质量。

8. 资料整理与分析（表 15-1～表 15-3）

表 15-1　不同特征大学生的睡眠质量状况分析

变量	非睡眠障碍	睡眠障碍	合计	χ^2	P
学校					
性别					
专业					
……					

表 15-2　大学生睡眠质量影响因素的 Logistic 回归分析

因素	B	SE	Wald χ^2	P
性别				
年龄				
年级				
……				

表 15-3　大学生体育活动量与睡眠障碍典型相关分析

典型变量对子	典型相关系数	贡献率（%）	累计贡献率（%）	F 值
1				
2				
3				
……				

9. 质量控制　质量控制贯穿整个调查过程，包括设计阶段的质量控制、调查人员的质量控制、调查现场的质量控制、数据汇总整理分析的质量控制。

各调查区要设立质量考核小组，在调查过程中抽查调查质量，调查完成后进行复核。每个调查点完成后抽取 5%调查信息进行再入校调查，与原结果进行比较，统计调查符合率。

10. 偏倚及其控制

（1）可能存在的偏倚：无应答引起的偏倚（nonresponse bias）、回忆偏倚（recall bias）、报告偏倚（reporting bias）、观察者偏倚（observer bias）、测量偏倚、调查偏倚。

（2）偏倚的控制：严格遵循抽样方法的要求，确保抽样过程中随机化原则的实施；提高研究对象的依从性和受检率；正确选择测量工具和检测方法；调查员经过培训，统一标准和认识；做好资料复查、复核工作；确定正确的统计分析方法、注意辨析混杂因素及其影响。

附表：调查问卷

大学生体育活动量、手机依赖与睡眠障碍的关系调查

本调查是为了了解大学生睡眠障碍的流行病学特征，进一步分析大学生的体育活动量和手机依赖对其睡眠质量的影响，为改善大学生睡眠质量进而提高大学生身心健康素质提供参考依据。调查会严格保密，请认真回答。

编号_____

一、一般情况

1. 您的年龄_____

2. 您的性别　①男　②女

3. 学校_____

4. 专业_____

5. 年级　①大一　②大二　③大三　④大四

二、体力活动

1. 您平常参加体育锻炼吗？　①经常　②偶尔　③几乎不

2. 您锻炼的场所为　①操场　②健身房　③宿舍

3. 您去参加锻炼的次数为　①一个月 1 次及以下　②一个月 2 至 3 次　③每周 1 至 2 次　④每周 3 至 5 次　⑤大约每天都去

续表

4. 进入大学以后您的体育锻炼量和以前相比怎么样？ ①增多　②持平　③减少

......

调查地点：＿＿＿＿＿＿＿

调查时间：＿＿＿＿＿＿＿

调查员：＿＿＿＿＿＿＿

审核员：＿＿＿＿＿＿＿

附2：科研设计格式模板

流行病学科研设计书

项目名称：＿＿＿＿＿＿＿＿＿＿＿＿＿＿＿

组长：＿＿＿＿＿＿＿＿＿＿＿＿＿＿＿

学号：＿＿＿＿＿＿＿＿＿＿＿＿＿＿＿

所在班级：＿＿＿＿＿＿＿＿＿＿＿＿＿＿＿

小组编号：＿＿＿＿＿＿＿＿＿＿＿＿＿＿＿

院系专业：＿＿＿＿＿＿＿＿＿＿＿＿＿＿＿

指导教师：＿＿＿＿＿＿＿＿＿＿＿＿＿＿＿

填表日期：＿＿＿＿＿＿＿＿＿＿＿＿＿＿＿

项目名称					
	姓名	学号	专业	联系电话	E-mail/QQ
小组成员情况					

一、选题理由

（内容应包括自身具备的专业知识条件、成员的特长、兴趣和已有的知识基础、科研经历、创业经历等）

二、立项背景

（包括国内外研究现状、趋势、研究意义、参考文献和其他有关选题背景材料）

三、项目研究方案

（包括研究目标、研究内容、研究方法、技术路线、可行性分析、商业前景分析等）

1. 研究目标

2. 研究内容

3. 研究方法（以队列研究方法为例）

　3.1 研究现场与调查人群的确定

　3.2 确定研究因素

　3.3 确定研究结局

　3.4 确定研究对象

　3.5 样本量的确定

　3.6 研究资料的收集

　3.7 资料的整理与分析（统计分析方法）

　3.8 质量控制

4. 技术路线图

5. 可行性分析

　5.1 理论上可行

　5.2 研究技术可行

　5.3 人员分配可行

6. 商业前景分析

四、研究进度安排

五、项目的特色与创新之处

六、经费预算

[包括大概支出科目（含配套经费）、金额、计算根据及理由]

七、预期研究成果

（贾改珍）

实习16　软件在流行病学中的应用

【实习目的】

知识目标：理解软件在流行病学中的应用价值；熟知选取软件时的注意事项、数据库建立和录入时的注意事项；可列出 EpiData 软件的结构和文件构成、特点和优缺点，复述 EpiData 软件操作的基本步骤。

能力目标：能正确选择流行病学研究各阶段所需要的软件，能正确使用 EpiData 软件进行数据库建立和录入。

素质目标：学会利用资源进行流行病学研究。

【本实习概要】

软件是支持流行病学研究的工具，本章简单介绍流行病学研究各阶段所需要的软件，介绍选取软件时的注意事项、数据库建立和录入时的注意事项，主要学习用于数据库建立和录入的 EpiData 软件在流行病学研究中的应用，介绍 EpiData 软件的特点及 EpiData 软件建立数据库的基本步骤、对数据变量的要求、录入过程的实时质量控制和双录入核查与导出等过程，并附带 EpiData 软件在口腔流行病学调查中的应用案例。本章学习要求见图 16-1。

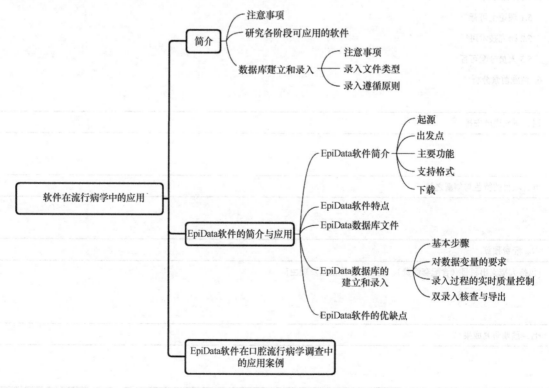

图 16-1　软件在流行病学中的应用的思维导图

【案例分析】

课题一：软件在流行病学中的应用

在流行病学中，软件的应用会极大地方便研究，软件是支持流行病学研究的工具。应注意的是：

（1）不同软件都各有利弊，在使用时要扬其长、避其短。

（2）并不是越高级的软件就越好。

（3）应根据需求和实际情况选择最适宜的软件。

（4）熟练掌握一种软件比不停更换新软件要好。

流行病学研究的基本步骤包括选题、制订研究方案、收集资料、管理和分析数据、撰写研究报告，而软件可应用到各个阶段，如选题时的文献检索和管理（参考软件：Noteexpress、EndNote）、制订研究方案时的样本量计算（参考软件：PASS）、收集资料时的数据库建立和录入（参考软件：EpiData）、管理和分析数据时的数据清理和分析（参考软件：Excel、SPSS、Stata、SAS、R、RevMan）、撰写研究报告时公式和图表的制作（参考软件：Word、LaTeX）。

本章节主要介绍 EpiData 软件的使用，EpiData 主要用于数据库的建立和录入。严格的数据管理是研究质量的重要保证。

1. 数据库建立和录入时的注意事项

（1）尽量选择公认的数据库管理软件。

（2）双人双录，及时改正录入错误。

（3）数据库的字段名需标准，且便于记忆和分析。

（4）每个字段都要增加录入范围的控制和跳项选择。

（5）数据库文件必须能转换成统计分析软件能接受的数据格式。

（6）研究期限较长的课题，需定期报告数据质量。

2. 录入的文件类型

（1）数据库文件，如 dBase 等。

（2）Excel 文件。

（3）文本文件，如 Word 文件等。

（4）统计应用软件的相应文件，如 SPSS、SAS、Stata 等。

（5）以上文件可相互转换。

3. 录入时遵循的原则

（1）便于录入。

（2）便于核查。

（3）便于转换。

（4）便于分析。

> 问题 1.1　在流行病学研究中如何选取软件？
> 问题 1.2　在流行病学研究的各阶段都有哪些软件可利用？
> 问题 1.3　在流行病学研究中数据库建立和录入时的注意事项有哪些？
> 问题 1.4　在流行病学研究中数据录入的文件类型有哪些？
> 问题 1.5　在流行病学研究中数据录入时遵循的原则有哪些？

课题二：EpiData 软件在流行病学研究中的应用

EpiData 软件是由丹麦的非营利组织 EpiData Association 于 1999 年开发，专为流行病学调查而设计的一款数据录入和管理软件。软件出发点是将在流行病学现场调查获得的调查表数据生成通用的原始数据库供分析使用，主要功能集中在调查表的设计、数据核查、数据的录入和管理等方面，绝大部分功能只需通过点击菜单和按钮就可完成。该软件占用空间小，简单易学，支持多种格式，可导出 Excel、SAS、SPSS、Stata 等格式，可以很方便地对数据进行储存、核对和管理等，研究可分为研究设计、实施调查、分析资料、结果解释等几个阶段，而实施调查时产生的数据需要建立数据库，进行数据的录入和管理，以方便进一步的分析，EpiData 软件正应用于此步骤。该软件能在Windows、Linux 和 MAC 多种系统上运行，且可直接从 EpiData 网站免费下载安装使用，以 EpiData3.1版本为例进行介绍。

1. 软件的特点

（1）获取和运行便捷。

（2）数据录入直观，软件具有良好的资料录入界面和简捷的键盘操作系统，与调查表形式一致的可视数据录入界面可将书面形式的调查表计算机化，在一定程度上使数据录入更为方便，也有助于减少数据录入错误，同时该软件可识别 Word 文档等形式的文本内容，直接拷贝即可，无须再次输入。

（3）数据建库高效，核查文件具有独特的数据属性设置，通过对字段数据属性的定义，可有效提高录入的效率及减少最终数据库的修改与整理，尤其对变量较多、变量性质偏向于计量资料的大样本量资料，可极大地节省建库时间。

（4）数据核查功能强大，拥有数据双录入的实时检验及一致性检验，数据录入核查功能强大，可以在较大程度上有效减少数据录入错误。

（5）数据库兼容性强。

EpiData 软件已广泛应用于全世界的公共卫生部门，在新药及疫苗临床试验、社会调查、疾病预防与控制系统等卫生领域的数据管理工作中均有涉及。EpiData3.1 的界面如图 16-2。

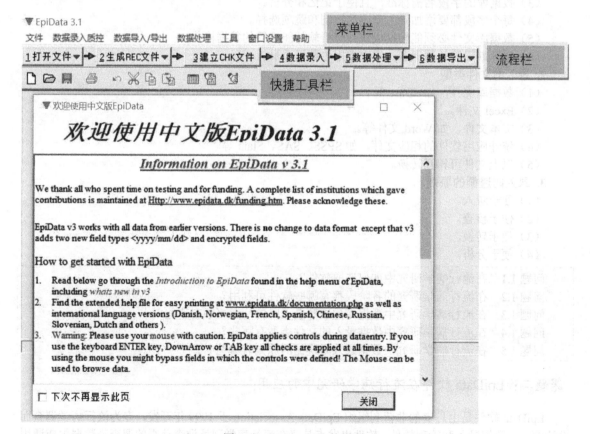

图 16-2　EpiData 3.1 的界面

一个典型的 EpiData 数据库主要包含 3 个文件：调查表文件（QES 文件）、数据库文件（REC 文件）和核查文件（CHK 文件），并依次用 QES、REC、CHK 代表其文件扩展名。

2. 数据库建立的基本步骤、对数据变量的要求、录入过程的实时质量控制和双录入核查与导出过程

（1）基本步骤：是先建立 QES 文件，然后生成 REC 文件，进而建立相应的 CHK 文件。EpiData.QES 文件的建立是数据库最基础和最重要的，可用工具栏中的"字段编辑器"建立 QES 文件的字段，QES 文件表中一个完整的字段应包括变量名的注释部分（汉字部分）、变量名（英文字母，因为 EpiData 只识别英文的变量名）及变量类型（包括数字类型、文本类型、日期及其他类型）。另外，字段中的"@"表示制表符，在一定的条件下具有使生成的 REC 文件界面整齐的作用；而字段中含有"{}"时，表示 EpiData 优先选择"{}"内的内容为变量名。对于建好的 EpiData.QES 文件，直接选择操作流程中的"2. 生成 REC 文件"，然后按提示即可建立同名的 EpiData.REC 文件；同理，选择操作流程中的"3. 建立 CHK 文件"，即可对建好的 EpiData.REC 文件进行相关 CHK 命令的设置。

（2）数据库对数据变量的要求：任何一个研究都离不开变量，但变量数量的选择不是越多越好，要根据研究设计合理地选择变量数目，使变量数目全面而不多余，有效地减少后续不相关变量资料录入带来的额外劳动和费用支出。建立数据库前根据收集资料中每个变量的性质、单位、保留小数点位数、逻辑关系等规范设置 EpiData.QES 文件中相应变量的格式、顺序及整体布局等，可使生成的 EpiData.REC 文件既外观整齐，又方便数据录入和查找。逻辑合理而格式统一的变量设置对提高数据录入的效率、节省建库时间和减少建库中的错误率非常重要。

（3）录入过程的实时质量控制：对数据录入过程质量的控制是通过建立相应数据库的 CHK 文件实现的；EpiData.CHK 文件的功能包括对变量进行合法值及范围（Range-Legal）、跳转功能（Jumps）、必须键入（Must enter）、重复功能（Repeat）、变量值标签（Value Lable）进行设置，还可对变量实行编程处理；录入合法变量值后，计算机会根据程序自动计算并填充值；否则计算机会自动提示变量体重指数值不合理；一旦有不符合相关设置和逻辑命令的情况存在，计算机将会自动提醒必须执行正确操作后才能进行下一步。所以，对每个变量进行合理设置和编程可有效控制录入过程中的错误率。

（4）双录入核查与导出：EpiData 软件具有数据双录入的实时校验及双录入后的一致性检验功能。选择菜单栏"工具"下的"准备双录入实时校验"后，计算机即可对现录入数据与已录入数据进行数据间差异的实时校验，对不一致的数据，计算机将给予提示，以保证数据实时录入的准确性；对完成双录入数据库间的一致性检验可选择菜单栏"数据处理"中的"一致性检验"，计算机即可实现对双录入数据库间相同变量的数据进行一致性比较，对于同一变量的不一致数据，计算机会列出，从而方便核查双录入数据的一致性与准确性。另外，建好的 EpiData 数据库还可导出多种文件格式。

EpiData 软件能提高数据录入的准确性，减少输入误差，从而提高工作效率和优化数据管理，具有较好的兼容性，支持多种文件的导入和导出，还可实现数据双录入的实时校验及双录入后的一致性检验、数据库间的追加合并及数据预览等功能，适用性强，然而该软件不适用于变量较多而样本量较少的资料，且统计分析能力较弱。

> 问题 2.1　EpiData 软件的特点是什么？
> 问题 2.2　EpiData 软件对数据变量的要求是什么？
> 问题 2.3　EpiData 软件录入过程的质量控制是如何实现的？
> 问题 2.4　EpiData 软件建立数据库的基本步骤有哪些？
> 问题 2.5　EpiData 软件的优缺点有哪些？

课题三：EpiData 软件在口腔流行病学调查中的应用

数据库的建立是口腔流行病学研究必不可少的步骤，准确高效地建立一个理想数据库是科学研究所需要的。在数据录入的过程中，较易出现录入误差（录入错误率约为1%），这必将严重影响数据计算结果的准确性，因此录入质量控制非常重要。常规统计分析软件，如 Excel、SPSS、Stata 也可直接录入数据，但质量控制能力较差，仅限于处理逻辑关系不复杂的小规模数据。EpiData 软件具有强大的录入质量控制功能，这是其他录入软件难以比拟的。该软件不但可在数据录入过程中对数据中的错误进行核对，而且可在数据录入完成后对数据进行核对，如双录入的数据核查。EpiData 软件具有双录入的实时校验及双录入后的一致性检验功能。对不一致的数据，计算机将给予提示，以保证数据实时录入的准确性；对已完成双录入的数据库之间进行一致性检验，可将不一致之处的同一变量的数据罗列出来，从而方便核查双录入数据的一致性与准确性。另外，可将 EpiData 数据录入设计为与纸质调查表或问卷相同的外观，以便于准确录入数据，即实现"所见即所得"，从而在一定程度上减少数据录入的错误。EpiData 用于口腔流行病学调查，方法简便、有效、可靠。

以 EpiData3.02 版本为例，建立数据库基本步骤

（1）建立 QES 文件：点击菜单中的"文件"打开"新建"，或者在工作流程栏上点击"1.建立调查表文件"，或者点击编辑器工作栏上的新建图标（图16-3），这时窗口中会自动显示一个空白的文档，在空白文档中键入调查表数据录入表格的框架，定义变量名、变量类型（数字、文本、日期、逻辑等多种类型）、变量长度。QES 文件与文字处理软件 Word 有很高的兼容性，可将 Word 文档直接复制粘贴后稍作调整，即可生成 QES 文件。编辑完成后，将调查表文件命名并保存为 QES 文件。

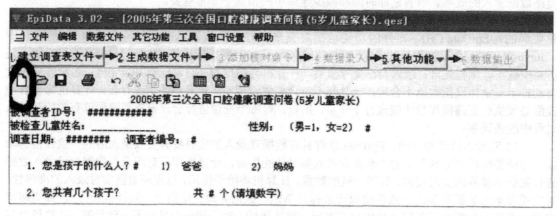

图 16-3   EpiData 建立的 QES 文件

（2）创建 REC 文件：在 QES 文件基础上按照箭头所示创建数据库，生成 REC 文件。REC 文件是录入窗口，同时也是数据库。由软件所建立的 REC 文件，也可应用 EpiData 伴侣软件（EpiMate）进行文件合并等处理。

（3）建立 CHK 核查文件：在数据录入前编写 check 文件对录入的数据进行控制，程序可根据设置的条件，实时检查录入数据的合理性、正确性（check 文件与 REC 文件的文件名应相同并保存在同一个文件夹下）。同时，对录入数据范围、录入流程、录入数值、重复录入、自动填充变量等内容进行控制，以提高录入效率，减少输入差错。

（4）数据导出及分析：EpiData 数据库可导出为 Excel、txt、SPSS、SAS 等多种文件格式。图16-4 为数据导出图表。软件本身附带的 EpiData Analysis 模块也具有简单统计功能，但录入后的数据分析通常还需借助专业的统计分析软件（如 SPSS）进行。

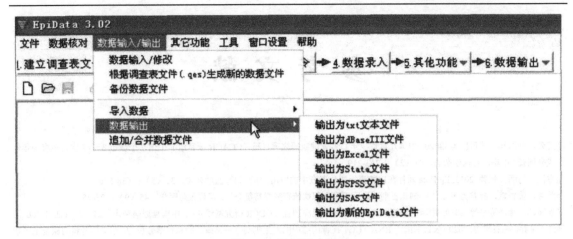

图 16-4　数据导出图表

问题 3.1　在口腔流行病学中如何应用 EpiData 软件？

【本章习题】

思考题

1. 流行病学研究中软件有何作用？
2. 数据库的建立和录入的原则和注意事项都有哪些？
3. 软件 EpiData 可应用于何种领域？
4. 软件 EpiData 如何应用于流行病学领域？
5. 软件 EpiData 如何建立和录入数据库？

（杨慧君）

参 考 文 献

陈芳芳，刘军廷，黄贵民等. 2020. 中国儿童青少年心血管健康研究项目组（CCACH 项目组）中国 7 个城市 3～17 岁儿童青少年体成分调查. 中华流行病学杂志，41（2）：213-219

程睿波，马丽，张颖. 2013. EpiData 软件在口腔流行病学调查中的应用. 华西口腔医学杂志，31（5）：538-540

李兰芳，曾姣娥，薛君力等. 2018. 湖北省荆州地区居民糖尿病流行病学特征分析. 现代预防医学，45（9）：23-25

刘瑶霞，田慧，陈平等. 2019. 中国老年糖尿病患者血尿酸现况调查（GDCR 研究基线 4）. 中国糖尿病杂志，27（8）：561-566

孙红，喻乔，毛谷平等. 2020. 长链非编码 RNA TUG1 在骨肉瘤中的发生机制——系统回顾和荟萃分析. 中华老年骨科与康复电子杂志，6（1）：56-61

孙路路，梁涛. 2010. 如何利用中文版 EpiData3.1 软件高效建立数据库. 中华护理教育，7（11）：522-524

王丽敏，陈志华，张梅等. 2019. 中国老年人群慢性病患病状况和疾病负担研究. 中华流行病学杂志，40（3）：277-283

王闻卿，崔琪奇，王筱等. 2019. 上海市浦东新区食源性小肠结肠炎耶尔森菌耐药及分子流行病学特征. 中华流行病学杂志，40（3）：354-359

王玉鹏，李宁，张秋菊等. 2012. 三种骨质疏松症筛检方法的效果评价. 中国卫生统计，29（2）：193-195

王玉茹，刘立新，梁俊永等. 2019. 唐山市婴幼儿先天性心脏病危险因素的病例对照研究. 中国心血管病研究，17（11）：1009-1011

许永良，徐力，朱凯. 2016. 中西医结合治疗妊娠合并糖尿病临床效果分析. 中华中医药学刊，34（5）：1253-1256

余家建，龚建平，范德庆. 2019. 乙型肝炎病毒感染与非酒精性脂肪肝关系的病例对照研究. 重庆医学，48（23）：47-50

曾望远，周素云，顾申红. 2020. 海口市社区高血压现状调查及全科干预效果研究. 中国全科医学，23（18）：118-124

张晓云，周兰姝. 2013. EpiData 数据管理软件在医药卫生领域研究中的应用现状与启示. 解放军护理杂志，30（23）：33-36

郑荣寿，孙可欣，张思维等. 2019. 2015 年中国恶性肿瘤流行情况分析. 中华肿瘤杂志，41（1）：19-28

Andersson C，Johnson AD，Benjamin EJ et al. 2019. 70-year legacy of the Framingham Heart Study. Nature Reviews Cardiology，16（11）：687-698

Kim KS，Owen WL，Williams D. 2000. A comparison between BMI and Conicity index on predicting coronary heart disease: the Framingham Heart Study. Annals of Epidemiology，10（7）：424-431

Mahmood SS，Levy D，Vasan RS et al. 2014. The Framingham Heart Study and the epidemiology of cardiovascular disease: a historical perspective. Lancet London，383（9921）：999-1008